# 癌症真相
## 医生也在读

李治中　著

清华大学出版社
北京

# 科技工作者的社会责任

非常高兴受到治中的邀请来给《癌症真相：医生也在读》这本书作序。我非常欣赏作者作为年轻科技工作者所体现出的科学素养和社会责任感。把这本书推荐给想了解癌症背后科学的人，无论是患者、家属、科学爱好者，还是医生和科研人员。

癌症的科普不容易，一方面因为癌症是非常复杂的疾病，讲清楚很难，写出来容易枯燥；另一方面是因为癌症领域科研进展非常快，每天都有很多新内容。如何把其中的精华准确提炼出来介绍给大众，需要很高的科学素养和判断力。治中这本书是中国少见的科学性和可读性结合得很好的科普书。听说治中的文章在网上被誉为"史上最强的癌症深度科普"，有些夸张，但由此反映了读者对这类科普文章的渴望和对作者的欣赏。

我想说明的是，出版这本书的目的是告诉大家癌症各种治疗方法和各种传言背后的科学背景，避免大家因为不了解而恐慌。每个患者的癌症都不一样，科普书不能指导大家就诊，更不能代替临床医生的专业意见。虽然作者是癌症生物学和制药方面的专家，但并没有长期在临床工作的背景，书中有些说法难免不是特别准确。如果书中内容和医生意见有了矛盾，请还是相信自己的主治医生。

医学作为整体，不只是一门科学和技术，还包含着人文精神，尤其是与人沟通的艺术。把更多的疾病知识真诚而透明地传递给大众，对营造和谐的医患关系是大有裨益的。而这就希望优秀的医生和科学家，在做好本职工作之余，最好能参与到各种形式的患者教育和科普活动中去。我希望能有更多医生或科学家读到这本书，并从中找到灵感，做一点事情。帮助建立和巩固患者与社会对专业医务人员的信任，是所有人应该努力的方向，也是当代科学家的社会责任。

是以为序。

曾益新

中国科学院院士

北京协和医学院原校长

# 乐观地和绝症一起进行人生冒险

"他得了肠癌。我们要马上安排一台急诊手术。"2012年6月4日，当我刚做完为"排除患癌可能性"的肠镜检查后，眼睛还因为麻醉药没法睁开，就清晰地听到了这一事实。从此，那一瞬间便永远留在了我的人生记忆中。

我居然得癌症了？才40岁就得癌症？我身体健康，从不暴饮暴食，经常锻炼，体重正常，也不抽烟。而且更讽刺的是，我还是一个研发抗癌新药的科学家。是的，我知道我有肠癌的家族史，我的风险比正常人高一些，但我的亲属们都是60岁之后才得癌症的。更荒谬的是，为了慎重起见，我计划从40岁开始就做肠镜筛查。谁知人算不如天算，在40岁那年，我不仅得了癌症，还已经转移了。

虽说刚开始治疗效果还不错，但我的肿瘤在两年后复发了，癌细胞变得对化疗不敏感，且手术无法清除。这个时候，我开始了一段"乐观地和绝症一起进行冒险"的人生旅程。我是如何面对诊断结果的呢？其实我和大多数人一样：极度恐慌，怕得要死，无所适从。当一个正值盛年的人突然直面死亡时，往往都是这样。我对癌症一点儿也不陌生，因为我照顾身患胰腺癌晚期的母亲直到她去世，也因为我是一名肿瘤学家。但这些都没用，我记得当自己躺在妻子怀里哭泣不止的时候，只说了一句话："我这辈子很少怕什么东西，唯一怕的就是癌症。"在那之后，我泣不成声。

很多事的发生没什么理由。当我抬头看到了我的两个小女儿时，才突然意识到，生命中有太多值得为之活下去的东西。我身体中的那位肿瘤学家终于开始占据上风了。我重新理顺思路，告诉自己："好，癌症归根结底是一个科学问题。我是一个科学家，科学是在不断进步的，我没有理由否认我们终究会攻克癌症。"

在那一刻，我开始了这辈子最大的一个科研项目：治疗自己的癌症。现在，三年过去了。癌细胞依然在我体内，但我远比当年更加乐观！我做癌症研究已经超过20年了。我可以非常诚恳地说，迄今为止，肿瘤学家从没有像现在这样对攻克癌症雄心勃勃，因为新的革命性药物层出不穷。这些重大突破包括更好的靶向药物、最新的病毒和细胞疗法，以及已经彻底改变很多癌症患者命运的免疫治疗（免疫检验点抑制剂）。这绝不是炒作！免疫疗法已经在多种癌症治疗中显示了非常好的疗效，肿瘤药的研发模式也被彻底改变了。正是由于这些科学和技术的进步，现在我们治疗癌症的目标，已经从有限地延长患者生存时间，转变为治愈绝大部分儿童和成人癌症患者。

因此，我一直称自己为"暂时无法治愈"的癌症患者。因为，我看到了这么多令人鼓舞的新药和癌症研究进展，我坚信癌症治疗将迎来更大的革命性突破，更多患者会因此受益！每位科学家的身边也都有亲人或朋友是癌症患者。我坚信不疑：这些才华横溢和动力十足的科学家，再加上充足的研究经费，一定能解决任何科学问题，包括癌症。我还相信，我们正处在癌症药物研发的黄金时代。

科学在发展，但它来得及拯救我的生命吗？我不知道。但我确信我太太的有生之年一定能看到大部分肠癌患者被治愈的那一天，当然，我也希望能等到那一天。

我喜欢用"希望"这个词，因为作为一个研究癌症的科学家，和一个"暂时无法治愈"的癌症患者，我满怀"希望"。你，也应该和我一样！

李治中博士的《癌症真相：医生也在读》这本书，来得正是时候！它邀请大家一起满怀希望地见证这个历史性的时刻。这本书从多个角度讲述癌症，从科学原理到个人体验，从历史经验到最新前沿。更重要的是，这本书的字里行间充满了目前抗癌治疗领域进展给作者带来的"兴奋"和"希望"，这和我，一位科学家同时也是一位晚期癌症患者的感受完全一样。我相信这本书能够给各位患者和家属带来力量，同时也会让大家对战胜病魔燃起希望！

致敬生命！

汤姆斯·马斯尔泽博士[1]

---

1　汤姆斯·马斯尔泽，一位"暂时无法治愈"的晚期肠癌生存者，药物化学专家。

# 致敬生命

时间过得真的很快，一转眼《癌症·真相：医生也在读》已经出版近十年了。中国的生物医药和医疗行业在以前所未有的速度发展，就在过去不到十年里，发生了很多的事情。

当年，我抨击中国泛滥的"细胞疗法"谋财不害命的时候，还没有发生"魏则西事件"。书里明确写了他接受的那种疗法是无效的，但很遗憾，魏则西没有看到。事件发生以后，搜索引擎中的医疗机构（产品）竞价排名现象、各种违规的神医神药宣传受到广泛关注，莆田系承包医院科室的罪恶面纱也被揭开。

当年，我介绍 HPV[1] 疫苗的时候，它还没有在中国内地上市，需要接种的人只能去中国香港或者海外。但现在，2 价、4 价和 9 价疫苗都已经上市，越来越多人认识到了它的价值，开始主动接种疫苗。疫苗长期供不应求。

当年，我第一次科普 PD-1[2] 类免疫疗法的时候，中国大众很少有人听说过，连很多医生都不知道。而现在，不仅已经有多个药

---

1　HPV: human papilloma virus, 人乳头瘤病毒。

2　PD-1: programmed cell death protein 1, 程序性死亡受体 1。

物在中国上市，成为不少癌症类型的标准疗法，而且好几个药物还被纳入了医保，中国有着全球最低的免疫药物价格，很多患者从中获益。

当年，我写癌症科普文章的时候，中国很少有人写这方面的内容，但随着自媒体的发展，现在有了很多科普"大V"，包括很多肿瘤科医生也开始积极打造自己的科普品牌。不仅有文字，还有漫画、动画和视频等各种形式。确实没想到，癌症科普也成了竞争激烈的行业。

由于这些领域的快速发展，我们决定改版这本书，优化它的板块结构，更新内容，让它更加契合现在的情况，给大家带来更好的阅读体验。

我一直在坚持做癌症科普，写了近千篇文章，做了近百个视频。我发现，虽然做科普的人越来越多，但大家对癌症的误解依然很深。

依然有很多人觉得癌症就是绝症，一听说自己得了癌症，就被吓得六神无主。精神状态和免疫系统密切相关，恐惧癌症可能真的会让治疗效果大打折扣。

依然有很多人讳疾忌医，不到痛到不行，坚决不到医院检查。中国的晚期癌症患者比例特别高，不仅严重拉低了癌症生存率，还大大增加了治疗费用。

依然有很多人以为手术、化疗和放疗都是无效的，只是医生谋财的手段。他们拒绝正规治疗，很容易掉进骗子的怀抱，最终人财两空。

虽然科普内容多了，但大家感觉找到靠谱的信息没有变得更容易，甚至变得更糟了。为什么呢？

因为我们兼职辟谣，人家全职造谣。虽然科普内容多了，但伪科学增长得更多，环境反而更加恶化了。

各种所谓"抗癌商品"层出不穷。分子水、离子水、量子水，水货不断；祖传秘方、欧美秘法、大师秘方，防不胜防。

"魏则西事件"沉寂了几年后，最近各种抗癌的"干细胞疗法""免疫细胞疗法"又有了露头的迹象，只不过换了个名字。我们又看到不少患者花费数万元，甚至几十万元去接受这些没有经过临床研究的疗法。

伪科学大行其道，真正科学的知识反而不受待见。"HPV 疫苗阴谋论"依然充斥网络，HPV 疫苗上市多年，在中国的接种率只有 10%，而在很多发达国家已经超过 60%。很多不明真相的女性由于谣言而放弃了这个最有可能预防癌症的手段。

每次辟谣的时候，我都会有一种无力感，因为我知道，辟了一个谣言，还会有千千万万个谣言等着大家。全职造谣的人不会消停，谣言真的是辟不完的。

所以，在我的书里，除了告诉大家知识，还特别希望能启发大家思考。授人以鱼不如授人以渔，对大家真正有帮助的，是系统性的知识和科学的思考方法。这样才能从根本上理解癌症，举一反三，抵御谣言。

虽然讲的是癌症这种专业话题，但大家不用担心，这本书是非常容易理解的。我的读者群里既有 80 岁的老人，也有 18 岁的学生。前两年有一位 8 岁的小朋友，他读了这本书后还画了思维导图给别人讲解，这让我非常欣慰。所以，请大家放松，在不知不觉中，你就会消除很多对癌症的误解。

关于癌症，有两件事是一定会发生的：第一，癌症患者会越来越多；第二，死于癌症的人会越来越少。

想知道为什么会是这样？那就一起来了解癌症的真相吧。

愿大家都理性面对，不再恐慌。

致敬生命，To Life！

菠萝

## 第一章　癌症是什么

## 第二章　癌症的预防

# 第三章　癌症治疗的现在和未来

# 第四章　肺癌是癌症第一杀手

## 第五章  抵御儿童癌症

## 第六章  警惕女性癌症

## 第七章  关于癌症的传言

## 第八章　新闻里的癌症知识

## 第九章　如何去国外看病

**1**

第一章

# 癌症是什么

# 癌症和肿瘤不一样

癌症和肿瘤这两个词经常通用，一般情况下也确实没太大问题。一定要纠结的话，这两个词还是有一些区别的。从科普角度，肿瘤的属性是"固体"，而癌症的属性是"恶性"，所以恶性固体肿瘤就是癌症，良性肿瘤不是癌症。被绕晕了吗？

**用数学公式表示更简单直观：**

$$癌症 = 恶性实体肿瘤 + 血癌$$
$$肿瘤 = 良性肿瘤 + 恶性肿瘤$$
$$良性癌症 = 不存在$$

这俩词在英文中也是有区别的，肿瘤的英文是 tumor 或者 tumour，而癌症的英文是 cancer。说起 cancer 这个词，喜欢研究星座的各位应该不陌生，因为巨蟹座的英文就是 cancer！巨蟹座同学们，哭吧哭吧哭吧不是罪。

癌症和巨蟹座居然使用同一个词？关键是他俩有联系吗？还真是有的。

cancer 作为癌症名字来源于公元前 400 多年的希腊传奇医生，号称"西医之父"的希波克拉底（Hippocrates）。传说中，某天希波克拉底在观察一例恶性肿瘤的时候发现肿瘤中伸出了很多条大血管，看着就像螃蟹的腿一样，于是他就用希腊语里的螃蟹"caricinos"来称呼这种疾病，在英文里面就是 cancer。所以，癌症也可以叫"大螃蟹病"。

有意思的是，几乎和他同时期，春秋战国时期的中国也出现了中医重要奠基人物——扁鹊。中西方现代医学几乎同时起源，却各自发展，到后来更是渐行渐远，形同陌路。合久必分，分久必合，现在不少人又在致力于把中西医学理论实践统一起来，值得大家关注。

# 导致癌症的两个因素

导致癌症最重要的因素是什么？基因？污染？饮食？抽烟？都不是，和癌症发生率最相关的因素是年龄！

2013 年中国第一次发表了《肿瘤年报》，从图 1-1 可以清晰地看出两点：第一，无论男女，癌症发病率从 40 岁以后就呈指数增长；第二，老年男性比老年女性得癌症概率高。

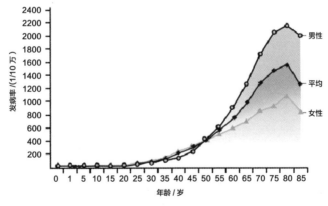

图 1-1　年龄与癌症发病率的关系

从患病年龄来看，绝大多数人们熟悉的癌症：肺癌、肝癌、胃癌、结直肠癌等，都属于老年病！小孩也可能得癌症，但他们的癌症类型很特殊，和成人的完全不同。比如儿童白血病常见，但几乎没见过小孩得原发性肺癌、直肠癌的。

因此，随着人类平均寿命的增加，得癌症的概率越来越高是必然的，无论如何控制环境污染、食品安全都不能逆转。为什么苍蝇很少得癌症？因为它们寿命很短，还没来得及得癌症就已经死了。而宠物猫、狗都会得癌症，原因是在人类的爱护下，它们的寿命可以长达十多年，甚至 20 多年，相当于人的 70～100 岁，因此后期得癌症的概率比较高。

**除了年龄，还有其他因素与癌症发病有关系吗？肯定有。**

癌症发生的根本原因是基因突变。每个人体内有两万多个基因，已知真正和癌症有直接关系的有几百个，这些致癌基因中突变一个或者几个，癌症发生的概率就会大大提高。基因为什么会突变？什么时候突变呢？

基因突变主要发生在细胞分裂的时候，每一次细胞分裂都会产生突变，但是绝大多数突变都不在关键基因上，对癌症发生不产生影响，因此癌症仍然是小概率事件。那细胞什么时候分裂？生长或者修复组织的时候。

我自己总结的简单数学公式：

$$P = abcd$$

$P$ 为癌症发生概率；$a$ 为细胞分裂次数；$b$ 为每次分裂产生突变基因数目；$c$ 为突变基因是致癌基因的概率；$d$ 为免疫系统清除癌细胞失败概率。

在这个公式中，$c$ 对每个人都是一样的，完全是个概率问题。每个人得癌症概率不同，关键是 $a$、$b$、$d$ 3 个数字不同。绝大多数和癌症相关的因素都可以用这个公式推导和解释。

**为何老年人比年轻人容易得癌症？**

人活每一天都伴随着大量的细胞更新，年龄越大，细胞需要分裂的次数就越多，$a$ 数值变大；同时年龄越大，免疫系统越弱，对癌细胞清除能力减弱，$d$ 数值变大。

为何乙肝患者容易得肝癌、吸烟者容易得肺癌？

人体器官受到损伤后需要修复，而组织修复都需要靠细胞分裂完成。器官长期慢性损伤，会导致组织反复修复，细胞分裂次数 $a$ 变大，就容易诱发癌症。虽然很多慢性乙肝病毒携带者没有急性症状，但乙肝病毒会缓慢、长期地伤害肝细胞，导致反复的肝细胞"死亡—分裂"循环，因此乙肝病毒携带者容易患肝癌。类似的道理，吸烟或空气污染损伤肺部细胞，因此长期吸烟或重度雾霾容易致癌；暴晒损伤皮肤细胞，因此经常晒伤皮肤者容易患皮肤癌；吃刺激性或受污染的食物损伤消化道表皮细胞，因此长期吃过辣、过烫或污染食物会增加食管癌、胃癌、大肠癌、直肠癌的发生率，等等。

**为何安吉丽娜·朱莉（Angelina Jolie）得癌症的概率远超正常人？**

每个人细胞分裂一次所产生突变的数目 $b$ 是不同的。这个值主要受到遗传的影响，有些人天生携带一类基因突变，这些突变虽然不能直接导致癌症，但是会让他们的细胞每次分裂产生的突变数目大大增加。好莱坞著名影星安吉丽娜·朱莉为了防止得乳腺癌和卵巢癌而先后手术切除了乳腺和卵巢，该新闻轰动全球。她做此决定的原因就是她家族和本人都有 BRCA1 基因突变。携带这个突变的人，细胞分裂一次产生的突变比正常人高几十倍，甚至上百倍，因此她家族中多名女性，包括她的母亲很早就患上乳腺癌。朱莉个人被估计患乳腺癌的可能性有 87%，患卵巢癌的可能性有 50%。她提前切除乳腺和卵巢的举动，在很多人眼里是有争议的，因为这并不能保证身体其他部位不会发生癌变，同时手术带来的长期副作用是巨大的。但是她的勇气还是让我无比佩服，只能想到一个词——壮士断腕。

大家不妨把自己感兴趣的致癌因素找出来，看看这个公式是否真的适用。

# 癌症如何导致死亡

　　大家谈癌色变，主要的原因就是患癌症后死亡率很高，但是要说清楚癌症到底是怎么让患者死亡的，可能很多人都说不上来了。为什么有人长了很大的肿瘤，做完手术就没事了，但是有人刚被查出癌症就去世了呢？

　　首先说肿瘤的严重性和肿瘤大小并没有相关性，2012年有个著名新闻，越南人Nguyen Duy Hai（阮敦海，音译），4岁就开始长肿瘤，等到30岁的时候右腿肿瘤已达到惊人的90kg！在这26年中，他慢慢失去行动能力，但奇怪的是，他居然没有太多别的症状，在做完手术后，看起来也比较正常。我们在新闻上也时常看到从肚子里取出超级大肿瘤的故事。这种大肿瘤看起来很恐怖，但是只要位置不在关键内脏，实际上对生命的威胁并不大。此外，这种巨大的肿瘤肯定是良性肿瘤，因为如果是恶性的，是没有机会长这么大的。

　　良性肿瘤和恶性肿瘤的区别是什么？是看肿瘤是否转移。良性肿瘤不转移，属于"钉子户"，只要手术切除肿瘤本身就算治好了。而恶性肿瘤无论大小，都已经发生了转移，可能在血液系统里，可能在淋巴系统里，也可能已经到了身体的其他器官。恶性肿瘤的转移并不是肿瘤长到一定大小才发生，而是可能在肿瘤很小还检测不到的时候就发生了转移，这就是为什么很多癌症患者刚确诊就发现已经扩散到了全身。很多癌症（比如乳腺癌）转移一般首先到达淋巴结，然后才顺着淋巴系统到达其他系统，所以临床上对肿瘤患者常常进行肿瘤附近的淋巴结穿刺检查，如果淋巴结里面没有肿瘤细胞，说明肿瘤很可能还没有转移，患者风险较小，一般局部治疗（比如手术或放疗）以后就能控制住疾病。

那癌症到底是怎么致命的呢？这个问题并没有确定答案，每个患者个体情况都不同，最终造成死亡的原因也不同。但是大致说起来往往和器官衰竭有关，或是某一器官衰竭，或是系统性衰竭。肿瘤，无论是否恶性、是否转移，过度生长都可能会压迫关键器官导致死亡，比如脑瘤压迫重要神经导致患者死亡；肺癌生长填充肺部空间，导致肺部氧气交换能力大大降低，最后患者因肺衰竭而死亡；白血病细胞挤压正常红细胞和免疫细胞生存空间，造成系统性缺氧，出现免疫缺陷而致患者死亡。

恶性肿瘤之所以比良性肿瘤危险，就是因为它已经转移。肿瘤转移后危险性大大增加，一方面是一个肿瘤转移就变成 $N$ 个肿瘤，危害自然就大；另一方面是因为肿瘤喜欢转移的地方往往是有非常重要功能的地方，最常见的转移是脑转移、肺转移、骨转移和肝转移。这 4 个地方有一个共同特点：由于器官的重要性，手术往往很保守，很难完全地去除肿瘤。所以乳腺癌发现得早，手术摘除乳腺或者乳房就好了，患者可以正常、健康地生活几十年。但是如果乳腺癌转移到了双肺或者脑部，就很难根治了，因为医生不能把肺部或者大脑全部摘除。

癌症致死有时候并不是某一个器官衰竭造成的，而是由于系统性衰竭。有很多癌症，由于现在还不清楚的原因，会导致患者体重迅速下降，肌肉和脂肪都迅速丢失，无论患者吃多少东西，输多少蛋白质都没用，这个现象叫"恶病质"（cachexia）。恶病质现在无药可治，是不可逆的。由于肌肉和脂肪对整个机体的能量供应、内分泌调节至关重要，出现恶病质的癌症患者很快会出现系统性衰竭而死亡。

例如全民偶像乔布斯，在诊断胰岛细胞神经内分泌肿瘤后活了 8 年，算是不小的奇迹，但大家如果仔细看他患病过程中的照片对比，能清楚地发现他身上的肌肉和脂肪在后期几乎消失殆尽。他最后是由于器官衰竭而去世的。

# 癌症难以治愈的三个原因

在很多人心目中，癌症和艾滋病是最恐怖的两种疾病。如果你问我，癌症和艾滋病哪个会先被攻克？我的答案肯定是艾滋病。

癌症为何那么难治？在我看来有三个主要原因。

第一个原因是癌症属于"内源性疾病"，癌细胞来自患者自己，是患者身体的一部分。对待"外源性疾病"，比如细菌感染，我们有抗生素，效果非常好。抗生素为何好用？因为它只对细菌有毒性，而对人体细胞没有作用，所以抗生素可以用到很高浓度，让所有细菌死光光，而患者毫发无损，全身而退。

要搞定癌症就没那么简单了。癌细胞虽然是变坏了的人体细胞，但仍然是人体细胞，所以要搞定它们，几乎注定是"杀敌一千，自损八百"的结果，这就是大家常听到的"副作用"。例如，传统化疗药物能够杀死快速生长的细胞，对癌细胞当然很有用，但是很可惜，我们身体中有很多正常细胞也是在快速生长的，比如头皮下的毛囊细胞。毛囊细胞对头发生长至关重要，化疗药物杀死癌细胞的同时，也杀死了毛囊细胞，这是化疗的患者头发会掉光的原因。负责造血和维持免疫系统的造血干细胞也会被杀死，因此化疗患者的免疫系统会非常弱，极容易感染。消化道上皮细胞也会被杀死，导致患者出现严重腹泻、没有食欲，等等。正因为这些严重副作用，化疗药物不能大量使用，浓度必须严格控制，而且不能持续使用，必须一个疗程一个疗程来。医生其实每时每刻都在治好癌症和维持患者基本生命之间不断权衡，甚至妥协。如果化疗药物也能像抗生素一样大剂量持续使用，癌症早就被治好了。这是我认为艾滋病会比癌症先被攻克的主要原因，毕竟艾滋病是由艾滋病病毒引起的"外源性疾病"，理论上我们可能找到只杀死艾滋病病毒而不影响人体细胞的药物。

第二个原因是癌症不是单一疾病，而是几千几万种疾病的组合。世界上没有完全相同的两片树叶，世界上也没有两个完全相同的癌症。比如肺癌，在中国和美国都是癌症第一杀手。中国现在每年新增超过 70 万肺癌患者，美国也有 20 多万。常有人问我："美国有什么新的治疗肺癌的药吗？"我说："有是有，但是每种药只对很少部分患者有用。比如我以前同事用了近十年时间研发的肺癌新药'塞瑞替尼'，只对 3%~5% 的肺癌患者有很好的效果。"但为什么花了十年研究出的药物只对很少的患者有效呢？

简单按照病理学分类，肺癌可分为小细胞肺癌和非小细胞肺癌。那是不是肺癌就这两种呢？不是的。我们知道，癌症是由基因突变造成的，一项系统性基因测序研究表明，肺癌患者平均每人突变数目接近 5000 个！每个人突变的组合都不同，每个患者的基因组都是特异的。中国这 70 多万肺癌患者，其实更像 70 多万种不同的疾病。

当然，这不是说我们需要 70 多万种不同的治疗肺癌的药。这几千个突变里面，绝大多数对癌细胞生长不起作用，只有几个突变是关键的，只要抓住了这几个关键基因，我们就有可能开发比较有效的药物。但是无论如何，制药公司开发的抗癌药物，即使是灵丹妙药，也不可能治好所有的肺癌患者。回到刚才的问题，为什么塞瑞替尼只对3%~5%的肺癌患者有效？因为塞瑞替尼针对的是突变的ALK基因，而中国只有3%~5%的肺癌患者有ALK基因突变，对没有ALK基因突变的肺癌患者，这个药物是完全无效的。所有近期上市的抗癌新药都是这样，它们针对的都只是一部分特定的癌症患者。

因为癌症的多样性，药厂几乎注定每次只能针对很少的患者研发药物，每一个新药的开发成本是多少呢？平均来说，是十年＋20亿美元！这样大量的时间与金钱的投入，导致我们的研究进展缓慢，要攻克所有的癌症，即使不是遥遥无期，也是任重而道远。

第三个原因是癌症可以很快产生抗药性。这一点是癌症和艾滋病共有的、让大家头疼的地方，也是目前为止我们还没有攻克艾滋病的根本原因。大家可能都听说过超级细菌。在抗生素出现之前，金黄色葡萄球菌感染是致命的，它可以引起败血症。但是人类发现青霉素以后，金黄色葡萄球菌就不那么可怕了。然而生物的进化无比神奇，由于我们滥用青霉素，在它杀死99.999999%细菌的同时，某一个细菌突然产生了新的基因突变，进化出了抗药性，从而不再怕青霉素，变得非常危险。于是人类又努力找到了更强的抗生素，比如万古霉素。但是现在已经出现了同时抗青霉素和万古霉素的金黄色葡萄球菌，这就是超级细菌。

生物进化是一把"双刃剑"。自然赐予我们这种能力，让我们能适应不同的环境，但是癌细胞不仅保留了基本进化能力，而且更强，针对我们给它的药物，癌细胞不断变化，想方设法躲避药物而存活下来。塞瑞替尼在临床试验的时候，研究人员就发现在治疗几个月以后很多癌细胞丢弃了突变的 ALK 基因，进而产生新的突变来帮助自己生长，这么快的进化速度，不禁让我感叹在自然界面前人类的渺小。

# 从人类社会角度认识癌症

宏观社会和微观社会有很多相似之处。我发现不少看起来非常深奥的癌症专业问题，如果和人类社会的发展做对比，就变得非常容易理解。

不信？

咱们一起来看看这 7 个问题。

## 癌细胞为什么会转移？

绝大多数癌症患者都是死于癌细胞转移。如果肿瘤细胞在一个地方待着不动，就叫良性肿瘤，是很可能被手术治愈的。那癌细胞为啥会转移呢？

因为世界那么大，想出去走走。

人类不就到处迁徙吗？咱们的祖先本来在非洲，但有个别好奇心重的人走了出来，一路冒险，到欧洲、亚洲、美洲、大洋洲，死伤无数，但有极个别成功的，在新的环境定居，繁衍后代，成为当地的亚当和夏娃。

癌细胞也一样，它们从一个地方开始发展（原发肿瘤），偶尔，有个别好奇心重的细胞脱离集体，进入血液或淋巴循环。这样的细胞多数在路上都死掉了，只有极少数能活下来，并且在新的器官上定居，生长出新肿瘤。

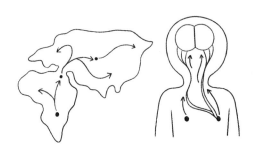

**癌细胞为什么并不可怕？**

身体里有癌细胞其实并没有什么，就像地球上有人类，并不是注定要毁灭。现代人类（智人）诞生已经 20 多万年了，在现代工业革命和人口爆炸之前，人类对地球整体生态没什么影响。

因此，在癌细胞全面失控暴发之前，其实对身体影响应该是很小的。30 多岁的男性中，约 30% 的人前列腺已经存在癌变细胞，60 岁以上的人群中这个比例更高达 70%，但其实只有 14% 的人会真正被诊断为前列腺癌。人体和癌细胞，完全可以共存很长时间，甚至终身共存。

**癌细胞为什么潜伏期长达 10~30 年？**

绝大多数癌症，从最初细胞突变，到最后真正变成癌症，需要很长时间，通常是 10~30 年。为什么需要这么长时间？

主要是在等待发生新的基因突变。

新的突变能让癌细胞生长更快，不容易死亡，同时，能让癌细胞改造周围环境，为自己服务，逃脱免疫系统监管。

这和人类历史简直是一模一样。

从图 1-2 可以看出，人类从 20 万年前产生，人口一直都很少，直到 1800 年以后才突破 10 亿，然后开始大爆发。

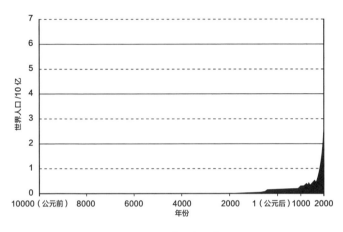

图 1-2　世界人口数

为什么用了这么久？因为我们在等待工业革命，就像癌细胞在等待新的突变。

这场革命带来了干净的生活用水，带来了批量生产的抗生素和疫苗，于是人类病死率下降，寿命变长。同时，人类能更好地改造环境，为自己服务，并且逃脱各种自然的限制。

**为什么癌细胞不停地生长？**

因为多数癌细胞都希望多繁衍点后代。

这也和人类一样。

绝大多数人并不想破坏地球，只是希望自己过得好，家人过得好，后代多一些。但这样的后果，就是整体人口的剧烈膨胀。

而且这是一个无解的趋势，因为个人是不会考虑整体利益的，除非被强制要求。中国以前实施计划生育，就是强制个人服从整体利益，虽然有争议，但客观上确实有效地控制了人口膨胀。

但这个"整体"，依然只是中国，而不是全人类。当这个政策伤害了国家利益的时候，就被放弃了。

绝大多数人，不可能纯粹为了地球的利益，或者全人类的利益，而放弃繁殖后代。

同样道理，癌细胞也不可能为了身体的健康，而长得慢一点。

癌细胞无限生长的结果，就是人体的死亡。人类无限增长的结果，也必然是地球生态的崩溃。


## 为什么癌细胞要活这么久？

癌细胞不仅分裂出很多后代，而且能存活很长时间。

为什么癌细胞不死？

因为没活够嘛！

如果大家寿命都短一点，地球负荷会小一点，人类作为一个物种可能会存在得久一点，但自古以来，有钱有权的人最关心的，依然是长生不老。

全世界总有富豪砸钱，雇用科学家来研究"衰老"的机制，希望能把人类平均寿命提高到 120 岁，甚至 150 岁。

我问过一位大佬："大家都活这么久，地球资源不够怎么办？"

他笑笑说："你目光太短浅了，我们到时候肯定能开发别的资源，甚至移民太空。"

我相信，癌细胞在把人弄死然后一起毁灭之前，也是这么想的。

**为什么饿不死癌细胞？**

经常有伪科学文章说癌细胞爱吃糖，因此患者不吃糖就能饿死癌细胞。

这是非常幼稚的想法。

这就像说人类爱吃肉，因此如果把人类爱吃的猪牛羊和鸡鸭鱼统统从地球上拿走，就能饿死整个人类，拯救地球？

做梦！

一是人的适应性很强，没有传统肉类，我们可以去吃昆虫、吃蛇、吃螃蟹（不信请看贝尔的《荒野求生》）。你再把这些都拿走，我们甚至可以干脆吃素！兔子急了敢咬人，人饿了敢和兔子抢草吃！

二是即使能饿死人类，地球上其他物种也离不开这些动物。你拿走了它们，地球整体生态就崩溃了。没有了人类，也没有了其他生物，那费这么大劲还有意义吗？

"饿死癌细胞"之所以不靠谱，也是一样的道理。

一是癌细胞适应性很强，没有糖，癌细胞会吃别的；二是身体很多正常细胞，包括脑部神经细胞、心脏的心肌细胞、各种免疫细胞，都需要糖，饿死癌细胞之前，可能已经把这些重要细胞都饿死了。


**为什么抗癌药物总有各种副作用？**

无论化疗药物、靶向药物、免疫药物，总是有各种副作用，甚至还可能致命。

为什么？

主要因为癌细胞和正常细胞本质上实在太相像了。杀死癌细胞的任何方法，都可能误伤到正常的功能性细胞，这就是副作用。

清除癌细胞其实很简单。癌细胞怕酸、怕碱、怕饿、怕冷、怕热，怕各种东西。你把硫酸从静脉注入患者血液，癌细胞肯定死了！但问题是，这时候人也死了。

想要把人类从地球上消灭一点也不难。

核弹可以搞定，小行星撞地球可以搞定，把地球上的水全部重度污染也可以搞定。但问题是，地球整个生命圈也没了。

但你能想到任何一种办法，可以只把人类清除，而不伤害到地球上任何其他物种或者环境吗？

非常困难。因为人和其他动物本质上非常像。


思考越多，你就会发现癌症和人类社会整体确实有很多相似之处。

通过研究人类发展，能更好地理解对抗癌症中的重重困难；反过来，通过研究癌症，能更好地看清人类确实需要考虑更长远的问题。

人类是地球的癌症吗？这个问题仁者见仁，智者见智。

如果认为人类是地球的癌症，那么还有两个值得思考的问题：

• 地球是会长期带癌生存，还是命不久矣？

• 人类是地球的癌症，还是宇宙的癌症？如果地球只是一个器官，不是整体，那我们移民其他星球，算新的"癌细胞转移"吗？

我没有答案，但我会从自己做起，努力减少浪费、保护环境，延长地球生态寿命。

咱们也别追求什么长生不老。生命就是向死而生，活着的时候咱们努力追求意义，实现价值，然后，该给后代子孙让位的时候，就平静地离开吧！

# 长寿的人，只是成功和癌细胞共存了很久很久

免疫细胞是癌细胞的天敌。所以癌细胞的一生，就是和免疫系统斗争的一生。

很多证据表明了免疫系统在控制癌症中发挥关键作用。例如，我们都知道艾滋病病毒（HIV）是一种能攻击人体免疫系统的病毒，主要针对极其重要的免疫 T 细胞，使人体丧失免疫力。毫无意外地，HIV 感染者的患癌风险，能比普通人高十几倍，甚至几十倍，尤其是卡波西肉瘤、淋巴瘤和宫颈癌等。

在正常人体内，也随时上演着癌细胞和免疫系统的斗争大戏，科学上称为"免疫编辑"（Immuno-editing）。整个过程可能横跨十几年，甚至几十年，可分为三个阶段。

第一阶段：免疫清除。免疫系统强势，突变细胞弱势。免疫细胞能有效地杀灭突变的癌细胞。冒出来一个突变细胞，就被干掉一个。

第二阶段：免疫平衡。社会动荡，癌细胞不断冒出，不断进化，免疫系统很忙，不停地杀，但无法除根。免疫细胞和少量癌细胞在体内共存，有的癌细胞进入了一种休眠状态。

第三阶段：免疫逃逸。有的癌细胞继续进化，最终导致免疫

系统监管彻底失效。癌细胞甚至能策反免疫系统，助纣为虐，帮助自己的生长和转移。这时才出现了医院能查出的癌症。

癌细胞能和人体免疫系统形成长达数十年的"免疫平衡"。读到这里的你，身体里极大可能就处于免疫平衡阶段，虽然身体里有一些突变细胞，但在免疫系统的压制下，也不会对你的健康造成任何影响。

有人或许不信：真的会出现癌细胞和免疫细胞长期和谐共存吗？

是的！最好的证据来自"移植带来的癌症"。

一般情况下，癌症是不会人传人的。你和口腔癌患者一起吃饭，也不用担心他把癌细胞传给你。要不然我们每次聚餐的时候，都得先问一下：你有口腔癌吗？

为什么我们不担心呢？因为正常人的免疫系统很强大，外来的癌细胞无论多嚣张，只要进入我们体内，会被立刻识别，迅速被杀死。

理论上，只有人体的免疫系统严重受损的时候，才有可能让外来的癌细胞在体内活下来，甚至生长。那什么时候人体免疫系统会异常的弱呢？

还真有一种情况，就是接受器官移植的时候！

为了防止器官排异，接受器官移植的人，都会长期使用药物来抑制自身免疫系统活性。但如果移植来的器官里夹杂着癌细胞，那就可能带来严重问题。

到目前为止，文献记载的已经有超过 100 个人类癌症传染的案例，绝大多数都和器官移植有关系。

2018 年，在美国移植专业杂志上报道的一个案例就非常惊人：

一位器官捐献者，死后居然把晚期癌症传给了4个人！

2007年，一位荷兰53岁的女士因为突发脑溢血而不幸去世，她很善良，生前就签订了遗体捐献协议，因此在她去世后，医生取出她的健康的肺、肝和两个肾，分别移植给了4位急需新器官的患者，最小的32岁，最大的62岁。

她生前没有任何严重的疾病。为了安全，移植前医生还专门对这位女士的遗体进行了细致的检查，没有发现异常，更没有发现任何肿瘤的迹象。

4台移植手术都取得了成功，患者逐渐开始康复。医生和家人都期待着他们过上健康的生活。

但万万没有想到的是，意外接踵而来。

首先发现问题的是接受肺移植的患者。

她接受移植仅仅过了16个月，就因身体不适而住院。检查发现她的多处淋巴结肿大。医生穿刺一看，发现竟然是转移的乳腺癌！更加意外的是，通过DNA测序发现，这个乳腺癌细胞居然不是患者自己的，而是外来的，来自那位捐献器官的女士！

很显然，在移植肺的时候，把肺里隐藏着的乳腺癌细胞也一起移过来了。肿瘤在新宿主体内生长，导致了悲剧。

这个移植来的癌细胞还非常的恶性，短短16个月，不仅移植的肺上出现多个病灶，而且已经转移到了骨头和肝等部位。发现癌症一年以后，这位患者就不幸去世了！

万万没想到，这还只是开始。

过了4年，接受肝移植的患者在体检的时候，突然在移植的肝上发现了肿瘤。经过鉴定，确定了这不是肝癌，而是乳腺癌，而且基因检测又显示它也来自捐赠者！

几乎在同一时间，接受右肾移植的患者，也在肾上发现了癌细胞。不出意外的，不是肾癌，而是乳腺癌，并且也是来自这位捐赠者！

现在唯一没有查出癌症的，就只剩下了接受左肾移植的一位女士了。

但又过了两年（移植整整 6 年以后），这位女士因为体重突然下降，到医院检查。最担心的事儿还是发生了，在她体内发现了乳腺癌细胞，而且已经广泛转移。不仅移植的肾有很大的肿瘤，而且已经转移到了肝、脾、骨等各个地方！

捐赠者的恶性癌细胞，居然在她体内潜伏了 6 年之久！

有谁能想到，一次本来很正能量的器官捐献，居然带来了 4 位恶性乳腺癌患者！而且这个能传染的癌细胞还很恶性，4 位患者中的 3 位都先后因为癌症去世了，实在是很凶险。

这是世界上首次报道一位捐赠者同时把癌症"传染"给 4 位器官接受者。

业内早就知道移植可能传染癌细胞，所以在移植之前，通常都需要对遗体和重要器官进行仔细检查，包括排除肿瘤病史和迹象。由于有这些检查，器官移植被传染肿瘤的概率非常低，只有 0.01%~0.05%。但有时候，真的是防不胜防。

就说这次的故事吧。遗体捐赠前，医生其实已经按照要求做了非常仔细的检查，包括 B 超、X 射线、血液检查等，都没有发现捐赠者体内有任何癌症的迹象。但从后续发展能看出，其实捐赠者本身就是一个带瘤生存者，而且是带着恶性乳腺癌，癌细胞早已经全身广泛转移，到了肺、肝、肾等各个器官。只是谁都不知道她有乳腺癌罢了，自己不知道，医生也不知道。

毫无疑问，这位器官捐赠者就是处在免疫平衡的阶段。她体内有非常恶性并已经广泛转移的癌细胞，但自身免疫系统始终没有让它暴发，形成肿瘤。她没有任何症状，甚至严密的体检都无法查出任何踪迹，免疫细胞和癌细胞一直和平共处。

但随着癌细胞被经过器官移植，到了免疫系统被抑制的人体内，平衡才被打破，癌细胞占据优势，暴发生长，最终带来了癌症。

所以，只要免疫占据优势，癌细胞就不可怕；免疫失去控制，癌细胞才是问题。保护自己的免疫系统，对于防癌至关重要。要想防癌，任何伤害免疫系统的事儿，比如抽烟喝酒、昼夜颠倒、疲劳过度等，一定要尽量少做。

长寿的人，并非没有癌细胞，只是成功和癌细胞共存了很久很久。

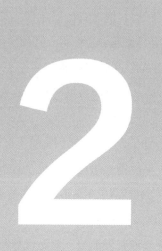

第二章

# 癌症的预防

# 癌症预防，需要学习日本

中国和美国的癌症治疗有差距，但在有的癌症上没什么区别，比如胃癌，患者的 5 年生存率都只有 20%。

面对胃癌，中国、美国都输了，但是日本却成为最大赢家！

如图 2-1 所示，日本胃癌的 5 年生存率可以达到 80%！

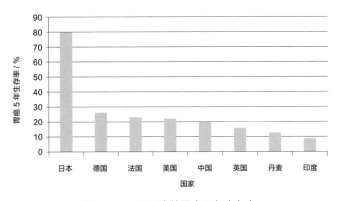

图 2-1　不同国家的胃癌 5 年生存率

这差别太大，以致有人怀疑日本的胃癌跟其他国家的胃癌都不是一个病。

为何日本的胃癌治疗能如此逆天？

其实日本对付胃癌的秘籍，就是全民早筛查，口号是"越早发现，越好治疗"。1964年有40万人进行了检查，到了1970年就有400万人，1990年后每年都有约600万人进行胃癌筛查。

所以日本对胃癌的治疗就是赢在了起跑线上。如果有人得了胃癌，再跑到日本去求医，那可能就有点晚了，因为日本也没有特别的治疗优势。

比如说，比较美国和日本每年胃癌的发病率和死亡率（表2-1），相对每100个胃癌发病者，在日本有42人死于胃癌，在美国有53人，有点儿差距，但是区别不大。

表2-1　中、美、日三国胃癌发病率与死亡率比较

| 国家 | 胃癌发病数/10万人 | 胃癌死亡数/10万人 | （死亡率/发病率）/% |
|------|------------------|------------------|---------------------|
| 中国 | 22.73 | 17.87 | 79 |
| 美国 | 3.9 | 2.05 | 53 |
| 日本 | 29.85 | 12.41 | 42 |

所以日本的5年胃癌生存率，虽然看着不错，但是有不少"水分"。

"水分"之一是检查出来的早期患者，病情发展比较慢，生存率相对也就容易高一点。

"水分"之二是因为日本全国性筛查，很多人查出来的时候相对年轻，身体状况相对好，也就更能经受化疗的折磨，治疗也就更彻底一点，效果当然也就会好一点。

还有一个"水分"，是日本对胃癌定义的门槛比较低，同样的胃病，在美国只认为是胃部病变，而在日本就会被诊断为胃癌。

所以，如果说日本赢在了起跑线上，那也是有点"偷跑"的感觉。但是，如果这是一场比赛，那也不是日本和其他国家之间的比赛，而是患者和癌症之间的比赛。是否"偷跑"并不是关键，关键是能否实实在在挽救患者。

关键是这"偷跑"在中国行不行得通。抛开全民筛查的资金投入不说，中国会有那么多人想提前知道自己有癌症吗？

在中国，很多情况下是即便发现是癌症，也要瞒着患者进行治疗，仿佛患者都拥有一颗脆弱的玻璃心，感觉患者都无法面对癌症。如果看每年的死亡率／发病率的比例，中国要高出美国和日本不少，这里面肯定有不少患者因为各种因素未进行正规医治，但是否也有一些是心理因素导致的呢？

当然，本文主要想实实在在看看能从日本学到什么。

现在日本的治疗水平怎么样不是很关键，关键是他们怎么走到今天的。

如果看日本胃癌死亡率的趋势（图2-2），画风是这样的：

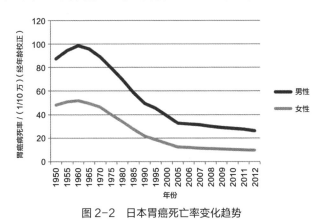

图 2-2 日本胃癌死亡率变化趋势

做一件好事不难，难的是天天做好事。

29

胃癌的死亡率在某一年降低并不难，难的是60年持续地降低。
这种死亡率的持续降低，其实得益于发病率的持续降低。

其实中国的发病率也在逐渐降低，不过还是可以再低一些。

日本这个死亡率和发病率的双降，只是发生在胃癌上，其他癌症的死亡率从1950—1995年都在增加。

日本到底做了什么，让胃癌的发病率和死亡率都降低了？

### 1. 使用冰箱

在60多年前，胃癌是日本主要的癌症类型。20世纪70年代日本开始普及冰箱，此后胃癌发病率大幅下降。而亚洲各国也是如此（图2-3）。

有没有搞错？为什么是冰箱？

美国目前的胃癌发病率很低，但是在1930年之前，胃癌也是主要癌症。1930年之后冰箱开始走进美国家庭，胃癌发病率才开始降低。

冰箱的好处不是让人可以吃剩菜。冰箱的好处是可以让食物里的细菌不要那么疯长。因为食物不容易腐烂了，人们也无须使用那么多的防腐剂，包括无须使用盐来腌制食物。

那中国是什么情况？根据《中国统计年鉴》（2011年）

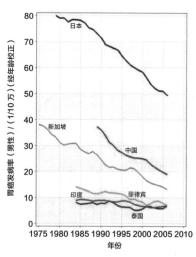

图2-3　亚洲各国胃癌发病率（男性）对照图

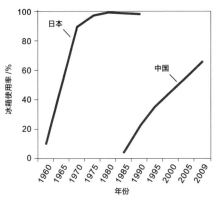

图2-4 中日两国冰箱使用率
（1960—2009年）

的数据（图2-4），中国城镇每百户拥有电冰箱在2000年为80.1台，到2010年达到96.6台，基本饱和，但是在农村还有很大的缺口。

农村的冰箱少，正好与胃癌发病数多一致。从2015年中国癌症的统计数据看，虽然城市和农村癌症的总病例数相当，但是农村的胃癌发病数是城市的2倍以上。

所以，即便目前没有办法让中国的癌症患者都吃上有效的药物，也许可以先定一个小目标：让中国的所有家庭都用上冰箱。

## 2. 降低食盐量

食物中食盐的摄入量，跟胃癌的发病率也是正相关的。有研究根据尿液里的盐含量推测食物中盐的摄入量，抽样检查了来自24个国家的人，发现吃盐越多的国家，胃癌发病率也越高。

日本人饮食中的盐是比较多的。但这几十年来，日本的平均食盐摄入量一直在降低（图2-5）。

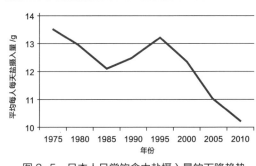

图2-5 日本人日常饮食中盐摄入量的下降趋势

31

控制食盐量到底能降低多少胃癌发病率？现在还没有确切的数据，但是食盐太多会引起很多健康方面的问题，世界卫生组织已经把每人每天食盐的推荐摄入量降到了 5g，所以在这个问题上日本还需努力，中国也要努力。比如冬至吃饺子，可以少放点盐，也不要蘸酱油吃。

### 3. 根除幽门螺杆菌

幽门螺杆菌可以导致胃溃疡，对于是否能导致胃癌，医疗界一直有不同的意见。曾经在中国开展了一项根除幽门螺杆菌的临床试验，但是治疗完毕随访了 7 年，研究者发现，根除幽门螺杆菌并没有降低胃癌的发病率。直到随访 15 年后，才明显看到根除幽门螺杆菌有助于降低胃癌发病率和死亡率。从 2013 年开始，日本的国家健康保险开始为幽门螺杆菌的根治埋单，希望能够进一步降低胃癌发病率及死亡率。最近韩国的一项研究证明，如果家里有胃癌患者，那么根除幽门螺杆菌可以降低 70% 以上的胃癌风险。

总而言之，中国的胃癌发病率比日本低一些，但是由于人口基数大，中国的胃癌患者贡献了全世界一半以上的病例。相较于美国提出的"癌症登月计划"，或者日本的全民筛查计划，使用冰箱、降低食盐量、根除幽门螺杆菌这几件事情都是比较现实的。关键在于，这些都不需要等待政府去做，每个人只要愿意都可以做起来。[1]

---

1　本文作者——张洪涛（笔名"一节生姜"），美国宾夕法尼亚大学医学院研究副教授。

# 七大癌症的早期筛查方法

最近盛传：癌症的早发现早治疗收效甚微。

这个谣言实在很"low"（低级）。谁要这么说，大家可以直接把英、美过去半个多世纪的宫颈癌数据甩给他。

英国 20 世纪 50—70 年代，随着筛查的普及，宫颈癌发病率逐年下降（图 2-6）。

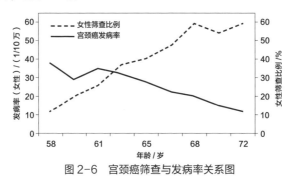

图 2-6　宫颈癌筛查与发病率关系图

美国和荷兰过去半个世纪宫颈癌死亡率也是一路下降（图 2-7），成效得益于 Pap 检查 [1] 和 HPV 检查的普及。

--------

1　本文作者——张晓彤，美国克利夫兰医学中心病理科医生。
　　Pap 检查：巴氏阴道涂片（也叫宫颈涂片）检查。

还可以看看最新的中美癌症患者生存率的比较。

最近几年的美国癌症报告表明：过去 20 年，他们的癌症总体死亡率持续下降，到现在已经下降了 25% 以上。癌症筛查的推广功不可没。

如果有人说，某些癌症的早期筛查收效甚微，这个说法是有道理的。盲目筛查不可取。

经常听到美国那边的朋友抱怨："每年体检时 X 线片、CT、MRIb[1] 什么都不给我做，不知道医生怎么当的。"于是回国，体检套餐，CT、MRI 检查，从头到脚，想做什么全都查了。难道美国医生真的不知道什么患者什么时候该做什么检查吗？

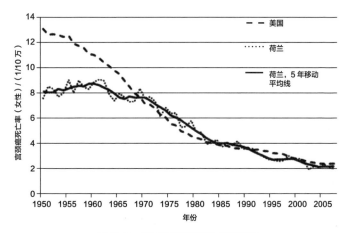

图 2-7　美国与荷兰宫颈癌死亡率

伴随这些疑问，大家真正需要知道的是：

癌症的早期筛查，早发现，早治疗的效果到底如何？

---

1　　CT：computed tomography，电子计算机断层扫描。
　　　MRI：magnctic resonance imaging，磁共振成像。

筛查对所有癌症都有用吗？

每个癌症都不同，不能一概而论。

**什么是癌症筛查？**

所谓"筛查"，是指在有症状之前进行体检，以期发现某种疾病。在美国，一种检查方法用于临床癌症筛查必须同时具备以下几点：

· 有效性及特异性。可以相对灵敏地发现某种癌症以及癌前病变。

· 安全性。没有明显副作用。

· 可操作性，经济方便。可以用于大量人群的筛查。

在此基础上，还需要有几年研究数据的支持，如何解读筛查结果、确定筛查频率以及治疗方法，所有这些都需要定期回顾，及时调整。

**哪些癌症有比较可靠且颇有成效的筛查方法？**

美国疾病控制与预防中心（Centers for Disease Control and Prevention，CDC）推荐遵循美国预防医学工作组（U.S. Preventive Services Task Force，USPSTF）制定的指南。

USPSTF 是一个成立于 1984 年的独立组织，由全美知名的疾病预防和循证医学专家组成，主要提供疾病预防筛查方面的指导。1998 年经国会授权，该组织由美国医疗研究和质控部门接管。每年向国会报告，除推荐疾病筛查指南之外，还汇报发现的疾病预防服务中的漏洞，并且建议需要优先解决的问题。

以下 4 种癌症，CDC 和 USPSTF 有明确的筛查指南。

# 1. 乳腺癌筛查

## 适用人群

50～74 岁的有普通风险的女性，每两年做一次乳房摄影术检查。

40～49 岁的女性建议跟医生讨论，考虑家族史、个人风险，权衡利弊后做决定。

## 筛查手段

乳房摄影术（mammography）：研究已经证明常规的乳房摄影术可以降低死于乳腺癌的风险。

磁共振成像（MRI）：MRI 一般跟乳房摄影术一起使用。因为有些时候 MRI 会有一些假阳性，所以只适用于高风险的人群。

# 2. 宫颈癌筛查

## 适用人群

21～65 岁的女性。

## 筛查手段

宫颈涂片检查和 HPV 检查。这两项检查可以有效地发现早期病变，及时干预，阻断癌症的发展。

# 3. 肺癌筛查

**适用人群**

满足以下 3 个条件：

· 有重度吸烟史（有具体标准）；

· 现在仍在吸烟或者是在过去 15 年内戒烟；

· 年龄在 50 ~ 80 岁。

**筛查手段**

低剂量螺旋 CT。

肺癌的筛查有更为严格的控制标准，主要是考虑以下几个因素：

· 筛查可能会有假阳性，也就是说，一个本身并没有癌症的人被诊断为患有癌症；

· 有可能引起过度诊断进而导致过度治疗；

· 重复多次的低剂量 CT 有可能导致健康人患癌。

**最好的降低肺癌风险的方法不是筛查，而是戒烟并且避免二手烟。**

**最好的降低肺癌风险的方法不是筛查，而是戒烟并且避免二手烟。**

**最好的降低肺癌风险的方法不是筛查，而是戒烟并且避免二手烟。**

**重要的事说三遍。**

肺癌筛查绝对不能代替戒烟。这一点无论如何强调都不过分。

美国肺癌死亡率的下降，与 20 世纪 60 年代开始的控烟运动、公开场合全面禁烟、提高烟草税等努力密切相关。

如果你不在乎自己，那你能不能不要给你的孩子制造二手烟？

# 4. 结直肠癌筛查

几乎所有的结直肠癌都是从癌前病变经历十几年发展而来的。筛查主要是发现并去除这些癌前病变，进而阻断可能的癌症进展。结直肠癌的早发现、早治疗效果也很好。

**适用人群**

常规的筛查从 50 岁开始，不分男女。筛查对预防结直肠癌至关重要，推荐所有 50~75 岁的人群接受筛查。76~85 岁人群，跟自己的医生商量。

以下人群建议在 50 岁之前就开始筛查：

- 自己或者直系亲属有过息肉或者是结直肠癌；
- 患有炎性肠道疾病，比如说溃疡性肠炎或者克罗恩病；
- 患有 APC 或者 HNPCC[1]。

**筛查方法**

肠镜，大约每十年做一次。

---

1 APC：adenomatous polyposis coli，腺瘤性结肠息肉病。
HNPCC：hereditary non-polyposis colorectal cancer，遗传性非息肉病性结直肠癌。

有一些肿瘤在美国很少见，因此缺乏筛查指南，但它们在中国高发，也需要注意。其中最主要的就是肝癌和胃癌。

肝癌的筛查方法是腹部超声和肿瘤标记物甲胎蛋白检查。

主要人群：

· 慢性肝炎（乙肝、丙肝）病毒携带者；

· 患有肝硬化；

· 有肝癌家族史。

这些肝癌高危人群建议从 35 ~ 40 岁开始筛查。

胃癌的筛查方法是胃镜，也可辅以幽门螺杆菌检测和血清标记物（比如 PG 和 G-17）检测。

主要人群：

· 胃癌高发地区人群；

· 幽门螺杆菌感染者；

· 慢性萎缩性胃炎、胃溃疡、胃息肉、手术后残胃、肥厚性胃炎、恶性贫血等患者；

· 一级亲属有胃癌患者；

· 存在其他胃癌高危因素（高盐、腌制饮食，吸烟、重度饮酒等）。

这些胃癌高危人群建议从 40 岁开始筛查。

针对卵巢癌、前列腺癌和皮肤癌的筛查，虽然有一些检查方法，但是，目前的检查手段并不能灵敏特异地早期诊断，也不能有效地降低这些癌症导致的死亡率，所以不推荐作为医疗常规。

其他常见癌症比如胰腺癌、脑瘤等都缺乏有效的早期筛查方法。

我们可以做个简单的表格（表2-2）。

表2-2　各癌种推荐筛查方法

| 癌症类型 | 重点推荐筛查方法 |
|---|---|
| 乳腺癌 | 乳房摄影术 |
| 肺癌 | 低剂量螺旋CT |
| 胃癌 | 胃镜，幽门螺杆菌、血清标记物（比如PG和G-17）检测 |
| 食管癌 | 胃镜 |
| 宫颈癌 | 宫颈涂片检查、HPV检查 |
| 结直肠癌 | 肠镜 |
| 肝癌 | 肝脏超声、血清AFP检测 |

# 结束语

癌症筛查，因癌而异，因人而异。

有些癌症（乳腺癌、宫颈癌、肺癌、结直肠癌）可以有效筛查，早发现，早治疗，而且效果不容置疑。

更多的癌症，没有有效的筛查手段，需要跟自己的医生讨论。

美国对各个癌症筛查有明确的指南和管理，中国也正在逐步规范，很多癌种的筛查指南都已经出炉。医生在遵循指南的大前提下，结合每个人的情况有所调整，避免过度检查和过度治疗。

癌症筛查无疑是诱人的朝阳行业，但是如果没有科学的指南和严格的管理，也不可避免地会沦为混乱的"菜市场"。

# 科学的癌症筛查须知道的四个要点

越早期的癌症越好治疗，这是毫无疑问的。抓住大家这个心理，各种防癌体检项目在祖国大地如雨后春笋一般冒了出来，黄金套餐、白金套餐、土豪套餐，一个比一个贵。

那么问题来了，防癌体检到底有没有用？它是不是越贵越好？

要回答这个问题，先要了解体检的意义是什么。体检是为了提早发现疾病征兆，从而提高治疗成功率。它的根本目的是延长生存时间、提高生活质量和减少长期医疗费用。一个体检是否有用，就要看能否达到以上3条标准，防癌体检也不例外。

有效的防癌体检分为两大类，有些针对大众，而更多的只针对"高危人群"。

**关于科学的癌症筛查，有几点大家首先需要知道：**

（1）很多癌症目前没有很好的筛查方式，包括致死率很高的脑瘤、胰腺癌等。

（2）每种有效的癌症筛查针对的人群和使用的检查方式都是严格限定的，没有什么筛查适合所有人群，也没有什么筛查适合两种以上的癌症。

（3）这里面没有任何昂贵的检查项目，没有PET-CT[1]，没有基因检测，也没有肿瘤标记物检测。

（4）针对肝癌、胃癌、肺癌的筛查仅限于高危人群，并不推荐普通大众去做筛查。原因我会在后面详细讲。

这几点很重要，它们说明广告里大肆宣传的普通人靠昂贵体检项目查出各种癌症完全是幻想。为何普通大众做很昂贵的防癌体检是无用功？主要因为两个词，"假阴性"和"假阳性"。

"假阴性"是指有病但检查结果正常，而"假阳性"是指没病但检查结果异常。医学上，没有任何检测是100%准确的，医院做的各种检测，无论是血糖检测还是艾滋病病毒检测，都有一定的假阴性和假阳性概率，只是这个概率非常低。相比而言，药店柜台卖的产品，比如早孕试纸，假阴性率和假阳性率比较高，所以常导致意外的"惊喜"或者"惊吓"。

防癌体检对普通人无效，主要是因为"假阳性"实在太多，导致绝大多数时候都是明明很健康的人被检查出"癌症标记物阳性"。被检查者吓得要命，直到花钱做更多检查以后，才发现是虚惊一场。

我喜欢的一位年轻作家曾写过一篇文章《关于癌症，跟大家说几句》，在网上广为流传，故事梗概是他不吸烟不喝酒，但莫名其妙地跑去做了个"螺旋CT肺癌筛查"，结果居然发现了肺部阴影，检查呈现阳性，过了几个月他又做了个CT检查，才确定了阴

---

1　PET-CT: positron emission computed tomography，正电子发射计算机断层显像。

影不是癌症，是虚惊一场。这就是一个典型的由防癌检测"假阳性"而导致过度医疗的案例。

前文说过，只有吸烟者或者戒烟不超过 15 年者，才应该在 50 岁以后每年进行低剂量螺旋 CT 检查。那位作家是不吸烟、没有家族遗传史的 30 多岁的年轻人，根本不应该去做"螺旋 CT 肺癌筛查"。因为即使他被检查出是阳性，那 99% 以上可能性是假阳性！对他来说，身体完全健康，本来不应该做癌症体检，无忧无虑地生活着，但由于选择做了这个不靠谱的 CT 体检，他付出的代价是花了不少钱，做了两次 CT 检查，自己和家人担忧了好几个月。这不是自己给自己找事儿吗？何况 CT 检查本身是有放射性的，可能致癌，应该尽量少做。

关键是这位作家好像没有意识到自己被忽悠了，因为他在文章末尾还推荐"每个人，尤其是烟民，每年都应该做一次低剂量螺旋 CT 检查"，这句话只对了一半：老烟民每年去检查是应该的，但如果作家的年轻粉丝也都受到偶像召唤，每年跑去做"螺旋 CT 肺癌筛查"，那就真的帮了倒忙了[1]。

为何低剂量螺旋 CT 这种癌症筛查只适合老烟民，而不适合普通大众？为了把这个问题说清楚，我和大家玩一个简单的数学游戏。

在 50 岁以下普通人群中肺癌发病率不到 0.1%。假设某市有 100 万人，那有 1000 人是真正有可能患早期癌症的。假设低剂量螺旋 CT 检查特异性和灵敏度都是 99%，也就是说 99% 患病的人

---

[1] 这位年轻作家后来发了更正帖，正确说明了推荐进行螺旋 CT 肺癌筛查的是吸烟高危人群。

会被查出来，而99%没病的人也会被正确排除，听起来很不错吧？但体检结果会怎么样呢？

在这种情况下，有癌症会被查出来的是990人（1000×99%），而没有癌症的人（99.9万）里面会有1%被错误诊断出有癌症，那就是9990人（999000×1%）。那么整个体检下来，会有10980人（990+9990）被诊断有癌症，其中9990都是被误诊，假阳性率高达91%！也就是说91%被防癌体检查出阳性的人，其实都没事。而那990个真正有癌症的人也会被混在10980人里面，无法分辨。因此所有的人都需要做第二次检测，甚至第三次检测，才有可能真正确认（表2-3）。

表2-3　普通大众做特异性和灵敏度99%的体检结果

单位：例

| 体检结果 | 实际情况 | |
| --- | --- | --- |
| | 有癌症 | 无癌症 |
| 有癌症 | 990（有价值体检） | 9990（假阳性误诊） |
| 无癌症 | 10（假阴性误诊） | 989010（不需要体检） |

一个特异性和灵敏度都高达99%的检测项目何以最后假阳性误诊率会高达91%？其根本原因就是肺癌发病率在普通人群中很低，真正患病的人很少，因此即使只有一点点假阳性概率，也会导致大量没有病的人被误诊。

目前，市面上癌症筛查的特异性和灵敏度都远低于99%，甚至要低于90%。那么同样的题目中，如果特异性和灵敏度降低到90%，假阳性误诊率会是多少呢？大家可以去算算，是98.3%！事实上，螺旋CT肺癌筛查的特异性和灵敏度根本到不了90%。所以非高危的年轻作家去做防癌体检，从一开始就几乎注定了是虚惊一场，浪费金钱，造成巨大心理压力，同时他还多受了不必要的辐射。

正因为如此，我不推荐大众做各种癌症筛查，尤其是 CT 这类对身体有影响的筛查。但我和很多医生一样，推荐癌症高危人群（55 岁以上长期吸烟者、有家族史者、有已知癌基因突变者等）定期去做靠谱的癌症筛查，这是为什么？主要是因为这些人中患早期癌症的概率远大于普通人群，做体检后假阳性比例会大幅下降。比如由于 BRCA1 基因突变而切除乳腺和卵巢的安吉丽娜·朱莉，她身上各器官患癌症的概率在 10%~50%，那假设我们取 30% 的平均值，给 100 万像朱莉这样的高危人群做同样的防癌体检，那么一个特异性和灵敏度 99% 的筛查的假阳性误诊率就只有 2%（表 2-4）。

表 2-4　高危人群做特异性和灵敏度 99% 的体检结果

单位：例

| 体检结果 | 实际情况 | |
|---|---|---|
| | 有癌症 | 无癌症 |
| 有癌症 | 297000（有价值体检） | 7000（假阳性误诊） |
| 无癌症 | 3000（假阴性误诊） | 693000（不需要体检） |

而即使假阳性率为 10% 的筛查，假阳性误诊率也仅为 20%，在这样的情况下，做癌症筛查还是很有价值的。

所以，如果你不属于癌症高危人群，真的无须花冤枉钱做那些很贵的防癌体检，等以后有了更准确、可靠的防癌体检方式再说吧。

# 关于吸烟的五个冷知识

大家都知道吸烟有害健康，中国每年有 200 万人死于吸烟或二手烟。我就不重复大家都知道的了。今天，我给大家盘点 5 个很少人知道的"冷知识"。

### 全社会禁烟防癌的效果要 25 年后才能看到

美国"二战"期间就在讨论禁烟，但直到 20 世纪 60 年代，吸烟人数才开始下降，肺癌死亡率并没有立刻下降，而是直到 25 年后，20 世纪 80 年代中后期，美国的肺癌死亡率才开始下降（图 2-8）。

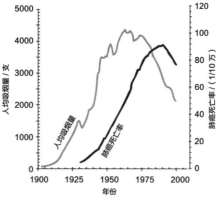

图 2-8　美国人吸烟数量与肺癌死亡率关系

大家一看这个图，就会发现吸烟数量和肺癌死亡率的曲线几乎一模一样，但有大约 25 年的滞后：吸烟增加，肺癌死亡人数会在 25 年后相应增加；吸烟减少，肺癌死亡人数也会在 25 年后相应减少。这个奇特的滞后主要是因为肺癌发生是个非常慢的过程，从癌前病变，到早期癌症，到晚期癌症，一般需要 10～20 年时间。

由于中国吸烟人数世界第一，且还在上升，即使我们今天就控烟成功，在未来 25～30 年，肺癌患者数依然是持续增长。这是在还过去的债。最近，专注"肺癌精准医疗"的创业公司如雨后春笋般出现，我只能说这些老板很有眼光。中国广大烟民，给创业者们活活造出了一个"朝阳产业"。

戒烟对全社会的效果不能立竿见影，不代表我们就应该坐视不管。什么时候吸烟的人开始减少，什么时候咱们就能期待 25 年以后的世界稍微美好一点。


## 戒烟值多少钱

科学统计证明，戒烟越早，效果越好。假设都从 18 岁开始吸烟，据估计：

· 25～34 岁戒烟，平均多活 10 年；

· 35～44 岁戒烟，平均多活 9 年；

· 45～54 岁戒烟，平均多活 6 年；

· 55～64 岁戒烟，平均多活 4 年。

我们爱说"生命是无价的"，其实从医疗的角度，生命完全是有价的。例如，目前最新抗癌药物价格都非常贵，一个疗程费用轻松超过 25 万元，平均延长高质量生命 2～10 个月。按照平均 6 个月吧，那么每年高质量生命价值超过 50 万元。普通人 25～34

岁戒烟，可以多活十年，相当于挣了 500 万元。有多少人能挣这么多钱？

如果既吸烟又炒股，那我建议你长期持有开发抗癌新药公司的股票。这就叫"风险对冲"。

### 香烟中至少含有 78 种明确致癌物质

美国有一项研究表明，只有 8% 的人能说出 3 种以上香烟里的有害物质。如果在中国做相关调查，结果应该也好不到哪儿去。

事实上，香烟里有超过 7000 种化学物质，其中 93 种明确是有毒物质，78 种明确是致癌物。78 种！还叼着烟的朋友就别瞎担心转基因食物是否有害你们的健康了，和香烟比起来这真的不重要。

尼古丁是香烟中主要的成瘾物，但不是主要致癌物，这成了各种含尼古丁的香烟替代品，比如电子烟的主要卖点之一。但需要注意的是，尼古丁除了成瘾性，还会影响生殖和发育，可能对后代会有影响。因此，戒烟永远是最佳选择。

### 与吸烟相关的致死疾病中，肺癌只占 1/3

癌症，尤其肺癌是与香烟密切相关的疾病，但仅占 1/3，其余 2/3 主要被心脑血管疾病和肺部疾病瓜分。但这两个同样严重的问题经常被忽略。

心脑血管疾病是被无数年轻人忽略的。吸烟能导致脑卒中、急性心脏病、冠心病等心脑血管疾病。在中国，由于心脑血管疾病猝死的 30 ~ 44 岁青壮年中，46% 的人与吸烟有关。最近大家是不是都听到过年轻人猝死的不幸消息？除了生活方式不健康、遗传因素等原因，长期吸烟，包括被二手烟毒害，也是不可忽视的

48

因素。

各种肺病也是香烟致死的"帮凶"，尤其是慢性阻塞性肺疾病（chronic obstructive pulmonary disease，COPD），表现为呼吸短促、咳嗽和咳痰，随着时间的推移，越来越严重。全世界每年有300万人死于COPD，其中120万人都是由吸烟导致。

不得肺癌，不代表你不会死在香烟手上。


## 二手烟危害远超雾霾

雾霾有害毋庸置疑，但单纯从杀伤力来说，雾霾比二手烟差远了。

在中国，二手烟每年导致10万人死亡，其中很多是儿童。大概70%的成年人每周都会暴露在某种二手烟环境中，包括办公室、公交地铁、餐饮娱乐场所等。

公共场所全面禁烟势在必行。以前我每次回国，无论是在浦东机场还是在首都机场，最大的感觉就是烟味非常重，机场门口总有一堆人围着抽烟。最近几年，大城市公共场合吸烟的问题已经明显好转，但仍然有待改善。

由于儿童正在发育中，二手烟对他们的影响远超成人，因此家长要避免带孩子到任何烟雾缭绕的地方，比如四川的麻将室。

打牌、打麻将最好选在户外进行。

上次做讲座的时候说到香烟的危害，有小朋友站起来提问：

"叔叔，如果吸烟有害健康，为什么有医生和科学家还在吸烟呢？！"

"……"

带头戒烟吧，各位专家。

# 不吸烟为什么也会得癌症

**奇怪的现象**

众所周知，吸烟是肺癌的第一大诱因，吸烟者得肺癌的概率是不吸烟者的 15 倍以上。在中国，肺癌是第一大癌症，这和惊人的 3.5 亿烟民数量是密不可分的。

毫无疑问，如果不想得肺癌，必须首先戒烟。

但对比美国和中国，有个非常奇怪的现象：美国女性肺癌患者，85% 左右都是烟民（美国女性吸烟非常严重），而在中国，80% 以上女性肺癌患者从不吸烟！

研究发现，东亚地区 40~70 岁的女性，虽然吸烟的比例远远低于美国，得肺癌的概率却是美国女性的 2~3 倍！

怎么回事儿？！

显然，吸烟不是中国女性得肺癌的最主要原因，那到底是因为什么？

致癌风险因素分两类：内源和外源。内源不可控，主要是遗传因素和年龄；外源可控，主要是生活习惯和环境。

是内源因素吗？

毫无疑问，遗传基因对一个人的患癌风险有很大影响。既有安吉莉娜·朱莉这种直接遗传了致癌基因突变，导致80%以上患癌风险的，也有天生丽质，当了一辈子老烟枪不得癌症的。

世界确实是不公平的。

那么，是亚洲人种的某种遗传因素导致了中国人患肺癌高风险吗？

目前有一些相关研究，但结论尚不明确。

但无论是否有内源因素，我觉得大家都应该重点关注外源因素。

一来内源因素无法改变，二来内源因素往往并不直接致癌，仅是让一个人更容易受到各种外界刺激而产生异常。所以，了解并且避开外源致癌因素，即使遗传基因不给力，也能极大地降低风险。

除了吸烟，还有哪些外源因素会导致肺癌？

最容易想到的是二手烟。

二手烟是明确的致癌物。中国是全世界二手烟问题最严重的国家，没有之一！

中国有超过7亿女性和小孩，在家里和公共场合，都长期是二手烟受害者。我自己就深刻记得小时候每天在烟雾缭绕的茶馆看爷爷打牌的场景。可惜，当时什么都不懂。

世界卫生组织估计，中国每年光二手烟就导致10万人死亡！

这10万人中，就有很多不吸烟的女性肺癌患者。研究表明，如果老公吸烟，老婆得肺癌的概率是普通人群的两倍以上。

再次呼吁，请不要在家里和公共场合吸烟！

## 隐藏的因素

二手烟显然有害，但我认为它不是诱发中国女性肺癌的唯一原因。

主要证据来自基因研究：不吸烟女性得肺癌和吸烟者得肺癌，虽然表面看起来差不多，但从基因突变角度来看，截然不同，可以说完全是两种疾病！

不吸烟女性得的几乎全部是肺腺癌，大部分是 EGFR 和 ALK 基因突变，适合用靶向药物；而吸烟者的肺癌各种各样，但 EGFR 和 ALK 基因突变少，通常没有靶向药物，但对最近的免疫疗法响应较好。

如果女性主要受害于二手烟，那她们的癌细胞应该和吸烟者的更接近才对。

看来，还有别的因素。

是什么呢？

是雾霾吗？

雾霾毫无疑问是严重的健康隐患，但也应该不是主要因素。证据主要有两方面：

· 理论上，雾霾即使致癌，也需要很长时间（吸烟导致肺癌平均是 25 年）。所以前些年的雾霾，可能导致未来肺癌患者数量大幅增加，但不是今天寻找的答案。

· 中国不吸烟女性高发肺癌在 20 世纪七八十年代就已经很明显，当时根本没有雾霾问题。

寻找现在女性肺癌高发的原因，我们应该往前推，看看最近几十年有什么因素是中国女性长期接触，而美国人比较少的。

答案确实是空气污染。但不是雾霾，而是被很多人忽视的室内空气污染！

## 被忽视的室内污染

最重要的室内污染源有两个：

一号罪犯：室内燃料。

相信很多人尤其是北方人都记得一个东西叫"蜂窝煤"。

蜂窝煤，平时烧水做饭，冬天烤火取暖。

类似地，农村还有大量的柴火灶。

这些东西共同特点就是很呛人，烟雾缭绕，我妈经常被熏得泪流满面。

如果天气寒冷，通常门窗关闭、通风极差，有害气体和颗粒物会大量囤积，成为严重健康隐患。

20 世纪八九十年代大量研究发现，中国北方，尤其是东北，女性得肺癌比例显著超过南方女性。类似蜂窝煤、煤球、柴火这类室内燃料的污染，被认为是主要原因之一。

当然，对很多城市人来说，这些都是过去时了，咱们危险解除了吗？

并没有，因为还有另一个同样严重的污染源。

二号罪犯：炒菜油烟。

中国人和美国人做饭有巨大差别，就是咱们炒菜特别喜欢用热油。我们都很喜欢听食材放进热油锅里那个"刺啦"的声音，听起来就很香。但很多人没有注意到，伴随着悦耳的"刺啦"，冒起了滚滚浓烟。

油烟，是和雾霾一样糟糕的致癌物！

不信？我最近随便找几位朋友简单测了一下炒菜时候的

PM2.5。结果让人吃惊。

西红柿炒鸡蛋，PM2.5 超过 1000μg/m³！

晚上吃烧烤更惨烈，PM2.5 超过 7000μg/m³！

研究发现，油炸或者热油炒菜的时候，PM2.5 能迅速飙升几十倍。川菜是重灾区，我妈炒菜的时候，从葱、姜、蒜放入热油开始，PM2.5 一路飙升，最终轻松超过 2000μg/m³。

油烟这类 PM2.5 是瞬时的，短期的，无法直接和长期笼罩的雾霾比较谁更严重。但大量研究表明，厨房油烟是潜在致癌因素，还能引起很多各种各样的疾病，尤其是呼吸道和心血管疾病。

妈妈们每天都是用生命在给家人做饭啊！

所以，我开讲座的时候每次都会提醒大家，要注意厨房通风，减少爆炒，减少油炸，考虑把早餐煎鸡蛋改成水煮蛋，等等。

还有没有简单点的办法？

有的！

买个好的抽油烟机！

最近我刚给家里买了个新的侧吸式抽油烟机，使用了一阵子，爸妈觉得确实还不错，明显比以前老式的好。炒菜时我测了一下 PM2.5，打开抽油烟机之前一般在 800 ~ 2000μg/m³，打开后能控制在 50 ~ 80μg/m³。

看着我妈这样炒菜，我放心不少。

# 科学防癌，警惕掉入"抗氧化"陷阱

小时候我在四川常常跟着爷爷和爸爸泡茶馆。在美国，近20年喝茶也慢慢流行起来，因为相对咖啡，茶含有相似量的咖啡因，但是喝茶对身体更好，因为茶有保健功能，富含抗氧化的成分。

不知从何时开始，"抗氧化"成了家喻户晓的词，尤其是各类保健品，都愿意给自己贴上"抗氧化"的标签。从简单的维生素E、胡萝卜素，到名字更高级的"灵芝孢子粉""葡萄籽油""虾青素"，无一不是以"抗氧化"作为主要卖点。抗氧化保健品号称能预防衰老、预防癌症、预防糖尿病、预防老年痴呆、增加怀孕概率、改善皮肤、改善睡眠和减肥，听起来很是神奇！

商家宣传抗氧化保健品和健康关系时候的主要观点有：

①我们的身体无时无刻不受到各种内在因素和外在因素的摧残，会产生氧化自由基，破坏DNA，导致坏细胞出现；

②坏细胞是衰老和癌症的根本原因；

③抗氧化保健品能阻止氧化自由基的形成，从而预防衰老或者癌症。

观点①是有科学依据的，观点②单独看也基本是科学的，观点③则是彻头彻尾的"伪科学"和"洗脑广告"。要成为一个"优秀"的伪科学，一定要包含一定成分的真科学，这样混杂在一起，大众才会无从分辨。抗氧化保健品从整体来说无疑是个携带优秀基因的"伪科学"。

氧化自由基确实能破坏 DNA，但它破坏能力有限，产生的坏细胞有限，而且绝大多数（>99.99%）被自由基破坏的细胞都会很快被我们的免疫系统自动清除，根本轮不到它们来引起衰老或者癌症。真正导致衰老和癌症的是系统性的变化。退一步讲，即使有个别被自由基破坏的细胞活下来了，靠外源的抗氧化剂来清除这种细胞或者预防这种细胞的产生是不可能的，这个需要的是能直接作用于细胞内部的抗氧化剂，吃是吃不进去的。抗氧化保健品的一切好处都发生在人们的想象之中。

抗氧化保健品的流行并不起源于中国，而是在科技发达的美国。抗氧化剂，例如维生素 C、维生素 E 作为普通保健品，刚开始在美国并不怎么流行。唤起人们想象，把抗氧化保健品真正推向广大消费者的，不是医生或者商人，而是一些有社会号召力的名人，比如林纳斯·鲍林（Linus Pauling）。

林纳斯·鲍林是美国最有名的化学家之一，在量子化学和结构化学上有相当伟大的贡献。他先在 1954 年获得了诺贝尔化学奖，又在 1962 年获得了诺贝尔和平奖，成为历史上仅有的两位获得过两个不同诺贝尔奖的人之一，另一个是居里夫人。但我个人觉得诺贝尔和平奖就是一个笑话，完全是政治奖，到处打仗的美国前总统奥巴马居然也拿了和平奖，大家就都懂了。也许是鲍林拿完两个奖还不够，想拿第三个诺贝尔生理学或医学奖，成为宇宙第一人。所谓不想当好医生的和平使者不是好化学家，鲍林在后半生开始拼命推崇用维生素 C 来治病，开始是治感冒，后来发展到治癌症。他还利用自己的名声，与很多医生合作，像模像样地设计临床试验来证明癌症患者吃维生素 C 能延长寿命，发表了好多论文，加上媒体的宣传，抗氧化剂一下子成了神药，大家趋之若鹜。结果很快就有严谨的科学家发现鲍林的临床试验设计存在一个严重问题：他区分吃维生素 C 和不吃维生素 C 两个组癌症患者的时候条件不均等，吃维生素 C 的一组患者本来症状就比不吃的一组患者轻很多，因此即使不吃任何东西，这一组患者也理应活得更久。后去美国梅奥医学中心等大医院做了更大规模的试验，发现维生素 C 对治疗癌症和别的疾病完全无效。但群众对名人的信任是无限的，无论这个名人是不是这方面的专家，一个想当好医生的化学家加和平使者成功地给群众上了一堂"伪科普课"。同时，嗅觉敏锐的商家一看机会来了，迅速加入"洗脑"队伍，同时推出各种抗氧化产品，大做广告，抗氧化保健品的"伪科学"就此席卷美国社会，后来蔓延到世界各地。

戴·比尔斯（De Beers）公司 1947 年的一个广告："A Diamond is Forever"（钻石恒久远），被评为 20 世纪最佳广告，因为这个广告彻底改变了钻石的地位，把钻石从普通透明矿物，变成了最高级的珠宝和身份的象征。钻石戒指此后成为订婚戒指的主要选择。事实上，在这之前很少有人在戒指上带钻石，订婚戒指上一般是红宝石、蓝宝石之类。到了现在，没人会再去追究为什么钻石那么贵，为什么"钻石恒久远，一颗永流传"。情人节的玫瑰花和巧克力、万圣节的变装服饰和糖果、圣诞节的礼物和家内外装饰，无一不是商家和广告商的炒作及推波助澜，成功在很短时间内改变了整个社会的价值观和消费习惯。抗氧化保健品推广也是一个非常成功的广告战役。

抗氧化保健品在抗癌、抗衰老上的效果在科学界一直是有很大争议的。到目前为止，所有的大规模双盲临床试验都证明长期吃抗氧化保健品对健康并没有任何好处。如果吃抗氧化剂就跟喝白开水一样，可能还好，但关键是有一些证据证明吃多了抗氧化保健品对身体并不好。比如2013年的一篇科学报道发现，长期吃抗氧化药物会加快动物模型的癌症生长速度。在美国国家癌症研究所的官方网站上也明确指出，吸烟的肺癌患者如果吃抗氧化药物，实际上会加速肿瘤生长和复发。由于抗氧化剂保健品的市场实在太大了，政府非常谨慎，现在欧美有几个很大规模的临床试验，想彻底地验证抗氧化剂在放疗和化疗后对患者的影响，我们拭目以待，但是从历史上所有的数据来看，也许没有副作用就是最好的结果了。

在我看来，饮食均衡、健康才是王道。如果确定缺乏某些微量元素，比如铁、钙等，那吃点便宜的保健品没什么问题。而对包装得非常高大上的各类保健品，能少吃就少吃，以后谁再给你推销神奇的抗氧化保健品，请三思后拒绝。

对于防癌，心情好才是真的好，免疫系统好才是真的好！好好吃碗白米饭对免疫系统的帮助比任何神奇的抗氧化保健品都更大。

# 为什么有人生活习惯很健康，却得了癌症

　　"我经常跑步，健康饮食，按时睡觉，居然得了癌症？隔壁老王每天抽烟喝酒，夜夜笙歌，居然什么事儿都没有。凭什么啊？！"是啊，为了防癌，我们推荐均衡饮食、加强锻炼、戒烟少酒，等等。但每一天，都会有生活方式很健康的人被诊断为癌症，有的甚至非常年轻。为什么会这样呢？因为对于个人而言，癌症的发生有很大的随机性，是个概率问题。我称为"彩票理论"：如果把患癌比作"中奖"，那么很显然一个人买的彩票越多，中奖的概率越大！但并不是说，买彩票多的一定中奖，少的就一定不中奖。

　　接触各种致癌因素，就等于多买了一些彩票。

　　·喝一瓶高度酒？多了几张彩票。

　　·抽一包烟？多了几张彩票。

　　·胖了20斤？多了几张彩票。

　　·长期炒菜油烟很重？多了几张彩票。

　　·慢性肝炎病毒感染？多了几张彩票。

　　……

　　毫无疑问，从整体来看，生活更不健康的人更可能中奖，更容易得癌症。我们推荐大家避免致癌的环境和生活习惯，就是为

了尽量"少买彩票"，在个人层面降低风险。

但就像彩票中奖一样，患癌也有随机性。总有运气特别好的和运气特别差的。生活健康却得了癌症？不奇怪，因为有人第一次买彩票就中了大奖。习惯不好却不得癌症？也不奇怪，因为有人一辈子买彩票也没中大奖。生活充满了意外，确实时刻都有小概率事件发生。

为什么大家都应该储备癌症知识？因为无论生活多健康，都不可能完全规避癌症。

即使生活在 PM2.5 为 0 的地方，每天按照教科书吃喝拉撒也不行。也就是说，没有人能一张彩票都不买！

为什么呢？这是细胞生物学的本质决定的：无论怎么样，每天我们体内都会发生大量的基因突变，都可能增加自己患癌的概率。也就是说，每个人每一天，肯定都会买一些彩票。为什么基因突变的发生，是不能完全避免的呢？因为每一天，每个人体内都有无数细胞死亡。这意味着每一天体内都需要产生各种各样新的细胞，来替换老化和死亡的细胞。据估计，一个成年人每天体内新产生的细胞数量，高达 2000 亿～3000 亿个！怎么产生这么多新细胞呢？

靠细胞分裂！

每次细胞分裂，都需要完成整个细胞 DNA 的复制。而 DNA 的复制不是 100% 准确的，每次复制，都肯定会出现一些错误，产生一些突变。这是生物学的本质规律决定的。所以，无论习惯多健康，只要活一天，就肯定要承担出现基因突变的风险，也就相当于买了一些彩票。这还只是普通人的情况，对于有些人而言，他们遗传了致癌基因，风险变得更高！

比如著名的影星朱莉，她遗传了突变的 BRCA1 基因，导致每一次细胞分裂的时候，DNA 突变概率比正常人多几十倍。如果普通人一天买一张彩票，她相当于每天买几十张！

由于携带这个突变，她 75 岁之前患乳腺癌或卵巢癌的概率非常高，于是才有针对性地做了预防性的乳腺和卵巢切除。这相当于彻底关掉了几个彩票站……

虽然不能完全摆脱癌症，我们依然应该坚持健康的生活方式，包括饮食均衡、规律运动等。

为什么呢？一方面，是因为对于每个人而言，减少彩票数量，永远都是降低患癌风险的最佳选择。不能因为隔壁老王运气好，就觉得自己运气也这么好。另一方面，是因为即便没有防住癌症，但拥有良好饮食和运动习惯的患者，治疗效果通常更好，生活质量也更高。

研究发现，长期吸烟的人，不仅会增加患十多种癌症的风险，而且治疗过程中如果不戒烟，那么治疗效果更差，复发概率更高。而反过来，积极锻炼的人，不仅整体患癌风险更低，而且即使不幸患癌，这些人治疗的整体效果往往更好，包括对药物的不良反应更小，后续康复更快。虽然生活充满意外和惊喜，有人选择把一切交给运气，有人选择把主动权尽量掌握在自己手里。

你会怎么选呢？

**3**

第三章

# 癌症治疗的
# 现在和未来

# 癌症治疗的最大困难：抗药性

在过去的几十年，人类投入了大量的人力、物力和财力来与癌症作战，我们对癌症的认识有了长足的进步，一系列新的抗癌药物已经上市，几千种新的药物正在进行临床试验。靶向治疗药物正在逐步取代毒性很强的化疗药物，而新一代的癌症免疫治疗药物更是给晚期癌症患者带来了很大的希望。对很多癌症，如肺癌、皮肤癌、前列腺癌、乳腺癌等，现在都有了更有效的治疗手段。例如，罗氏公司2011年上市的药物威罗菲尼（Vemurafenib），对部分恶性黑色素瘤患者有非常明显的效果，有些患者的癌症消失到了无法检测的程度，他们的身体也几乎恢复到了生病前的状态。考虑到恶性黑色素瘤患者的生存时间往往以天计算，这类新型药物的作用可以说是革命性的。

可惜，在医生和患者欢呼雀跃的时候，新的数据给大家泼了一盆冷水：在看起来似乎治愈了的患者身上，仅仅两个月以后，肿瘤又卷土重来。而且这次，威罗菲尼片不再有效，复发的癌症比以前的更加凶猛，很快就夺走了患者的生命。

这就是人类和癌症做斗争中所面临的最残酷的现实和挑战：抗药性和变异性。很多的抗癌药物在一开始都对患者有很不错的效果，但对延长患者寿命没什么突破，就是因为复发很难控制。我们对癌症的治疗之所以效果有限，很大程度上是因为我们还不完全知道癌细胞如何产生抗药性。从目前的研究来看，肿瘤的抗药性主要是由于产生了新的突变，从而摆脱了药物的抑制。但我们不知道为什么有的产生抗药性的癌症进化得越来越快，不知道抗药性的种类是有限的还是无限的，等等。

过去几十年，人类在和癌症的对抗中取得了很大成果，肯定不是完全失败，但是由于生物学基础知识的匮乏，目前的很多研究还很初级。就像我们想制造火箭，但是现在还没有相对论。生物学和医学都需要更多的突破，这需要各个学科的专家协同作战，我们离最终攻克癌症还有很长的路要走。

随着基因检测，包括单细胞测序等方法在临床的应用，我们应该能更好地理解肿瘤的进化和耐药机制，最终的目标，是开发出更好的药物让患者活得更好，活得更久。

# 化疗的五个误解与真相

目前，有效的癌症治疗手段已经越来越多，我们有了靶向治疗、免疫治疗和细胞治疗。但一来新疗法并不对所有患者有效，二来它们的费用非常昂贵。中国的大多数患者，更多还是依赖三种更传统的手段：手术、化疗和放疗。

显然，传统并不等同于无效或落后。但由于最近煽动性伪科学文章的泛滥，很多人对它们，尤其是化疗产生了很深的误解，认为"化疗毫无作用，仅仅是医院赚钱的工具。由于副作用大，化疗实际会加速患者死亡"。

化疗有自己的问题，主要是副作用太强。从情感角度，副作用让亲人和朋友受苦；从科学角度，副作用严重限制了它的使用范围。但如果说它毫无效果，则是纯粹的谣言，如果由此而拒绝治疗，投入"神医"怀抱，则更是误入歧途。

化疗药物的真相到底是怎么样的呢？咱们一起看看大家常见的对化疗的五个误解。

**误解1：化疗药物来自生化武器，全是毒药。**

**真相：第一种化疗药物确实是由生化武器改造而来，但它是**

**经过严格科学验证的。**

大家可能知道，最开始的化疗药物出现在 20 世纪 40 年代，来自第二次世界大战中的生化武器：芥子气。生化武器如何成了化疗药物？难道真的是毒药就可以拿来治疗癌症吗？远没有那么简单。

美国当初为了搞明白芥子气为什么能致死，于是派科学家去研究被这种毒气杀死的人，结果发现无一例外，这些人体内淋巴细胞几乎全部被破坏。这个研究报告发表后，有人开始研究更强的毒药，准备迎接第三次世界大战，但耶鲁大学的两名药理学教授脑洞大开：既然芥子气能杀死正常淋巴细胞，是否也能杀死淋巴瘤细胞呢？能否改进芥子气，然后用于治疗淋巴瘤和白血病呢？

果不其然，临床试验结果证明，芥子气改进后得到的"氮芥"类化疗药物，对淋巴瘤、白血病等有不错的治疗效果，因此直到今天还在使用。

可见，芥子气之所以被尝试用于治疗淋巴瘤，并不是胡乱抓一个毒药来尝试，而是建立在它能高效杀死淋巴细胞的客观证据上。"氮芥"作为化疗药物的鼻祖出现，固然有一定意外的因素，但其背后每一步都是有科学依据的。在它之后出现的其他化疗药物，绝大多数也都经过了严格的科学和临床论证。

知其然，并知其所以然，才是科学的根本态度。


**误解 2：没有一个人是化疗治好的。**

**真相：单靠化疗就能"治愈"一些癌症。**

很多癌症早已不是绝症，癌症患者的生存率在过去几十年中有了非常明显的变化（图 3-1）。科学家和医生一般不喜欢用"治愈"这个词，但可以放心地说，长期带癌生存是很常见的。

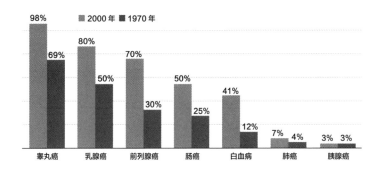

图 3-1　1970 年和 2000 年美国癌症患者 5 年生存率

　　每种癌症生存率大幅提高的原因不一样。其中，乳腺癌、前列腺癌、肠癌的生存率提高主要是因为早期筛查技术的普及、更好的手术和新型药物的使用，但对睾丸癌、白血病和霍奇金淋巴瘤来说，则几乎全部归功于化疗药物！

　　从美国现在的 5 年生存率来看，睾丸癌是 98%，霍奇金淋巴瘤是 85%，儿童急性淋巴细胞白血病是 85%。对于这些患者来说，化疗是最主要的治疗手段，很多时候，仅仅靠化疗，患者就可以存活超过 20 年，其实可以说是真正治愈的。

　　因此，网上谣言为了博取眼球，把化疗药物说成一无是处、谋财害命的毒药，显然是靠着大家对现实情况的不熟悉，睁眼说瞎话，忽视了无数被化疗拯救的生命。

　　**误解 3：如果无法治愈患者，化疗就是无效的。**

　　**真相：绝大多数化疗的目的是延长患者生命，而非治愈。**

　　癌症是个顽疾，单靠化疗，乃至任何药物就能治愈的癌症患者还是少数。更多的时候，尤其是对晚期癌症的治疗，现实的目的是延长患者生命，特别是有质量的生命，而并非治愈。由于不切实际的希望，有人因为化疗没能治愈癌症，就得出"化疗无用论"。

这是不公平的。

对于很多癌症，化疗虽然不能治愈，但能显著延长生命。这让患者有机会和家人、朋友一起完成更多心愿，但更重要的是，让患者有机会等到新的更好的疗法出现。

在沙漠中行将渴死的人，给他一点水，虽然可能是"杯水车薪"，但至少给了他再走几千米去寻找绿洲的机会。怎么能说这点水没用呢？

曾经，美国有个小女孩叫爱米莉·怀特海德（Emily Whitehead），5岁时她得了急性白血病，前后经历了两轮化疗，最后还是复发。可能很多人会说化疗是失败的，但事实上，正是化疗让她又坚持了两年（2010—2012年），终于等到了CAR-T疗法的出现，成为第一个尝试这种疗法的儿童。由于疗效惊人，她成为目前世界上最有名的前癌症患者。

没有化疗，就没有爱米莉的故事。

**误解 4：化疗药物都差不多，医生都是随便用。**

**真相：每个化疗药物作用机制都不同，现代化疗都是使用药物组合，而且随时都在优化。**

临床常使用的化疗药物有几大类，几十种，现在已经很少使用单一药物，都是使用几种化疗药物的组合，因为研究发现某些化疗药物组合之后，比单独使用效果好很多，经常会出现

"1+1>2"的效果。

这不难理解，杨过的全真剑法厉害，小龙女的玉女剑法也厉害，但双剑合璧后的玉女素心剑法杀伤力不是一般的强，金轮法王见了都要腿软。

对于不同的癌症，使用的化疗药物组合是不同的。比如淋巴瘤常用的叫"CHOP组合"，包括了3种化疗药物 + 一种激素（环磷酰胺、多柔比星、长春新碱 + 泼尼松），而治疗睾丸癌常用"VIP组合"，是3种不同的化疗药物（顺铂、依托泊苷、异环磷酰胺）。

这里就出现了两个关键问题：

· 怎么知道哪种癌症用哪种化疗方案？

· 怎么知道哪些化疗药物组合起来疗效好？

先说第一点，为什么不同癌症要选不同的化疗药物呢？这个主要是临床数据决定的。CHOP用于淋巴瘤效果较好，而VIP治疗睾丸癌则不错，反过来就不太理想。哪种癌症用哪种化疗效果最好，很难预测。比如为何淋巴瘤对CHOP响应好，其中的科学原理其实到现在都还是"黑匣子"。

一阳指为什么克蛤蟆功？古墓派为什么克全真教？小龙女能不能打过欧阳锋？每个人都有自己的理论，但其实没关系，有效就行。

再说第二点，如何找到最佳药物组合？不是盲目尝试，往往是有科学依据的。X和Y两种化疗药要想"1+1>2"，首先两个药的特点不能太类似，最好能优势互补。这很像唱歌，优秀的组合大多需要风格接近但不雷同，最好互补，才能产生最和谐的效果。

像CHOP组合，使用的4种药物都能杀死癌细胞，而且原理都不一样，组合在一起就能达到更好的效果。

最优化疗组合方案并不是一成不变的，而是随时在调整改进。如果有证据说明新的组合更好，那大家就会用新的疗法。比如对于淋巴瘤，CHOP疗法是经典疗法，多年来，很多人尝试了各种新的化疗组合和它做比较。有些新方案，比如ACVBP（5种药物的组合），在一些患者身上效果更好，于是就有医生采用了新的化疗方案。

总之，癌症很凶残，咱们要用最佳姿势群殴它。

**误解5：靶向药物、免疫药物肯定比化疗药物高级，效果更好。**

**真相：化疗药物和靶向药物、免疫药物的界限很模糊，某些化疗药物其实是靶向药物，甚至是免疫药物。**

总体来说，靶向药物是比化疗药物更新一代的抗癌药，第一个真正的靶向药物是2001年上市的格列卫（Gleevec），而现在大家听得最多的应该是治疗肺癌的易瑞沙。

很多人觉得靶向药物"高大上"，化疗药物"矮丑穷"。从价格上来看很有道理，因为靶向药物就一个字"贵"，一个月上万元，乃至十几万元都不奇怪，化疗药物则比较便宜。

但靶向药物真比化疗药物好很多吗？

还真不一定。

首先，靶向药物和化疗药物的本质是一样的。"靶向药物"是指针对肿瘤中的特异蛋白靶点而设计的化疗药物。靶向药物的核心有两点：第一，作用靶点清楚；第二，是癌症的关键靶点，最好是癌细胞特有的基因。

而相对地，化疗药物往往不符合这两点要求。它们或者靶点不清楚，或者靶点不是癌症的特征。

但随着科学的进步，我们发现有的"化疗药物"其实是靶向药物。

有个著名的药物叫沙利度胺（Thalidimide），它出名不是因为疗效，而是毒性。它曾经有个艺名叫"反应停"，在欧洲各国和日本上市，被用于治疗孕妇的妊娠反应。但意外发生了，由于谁也不知道它对胚胎毒性巨大，导致上万名畸形儿童出生。他们几乎没有四肢，俗称"海豚宝宝"，多数活不过 3 岁。当这个毒性被发现后，这个药迅速被撤市。

故事并没有结束，当一些科学家在研究它为什么有副作用的时候，有人意外发现沙利度胺能有效治疗一种罕见癌症：多发性骨髓瘤。经过多年严格的临床试验，2006 年，这个一度被打入冷宫的药物，被 FDA[1] 批准上市，用于治疗多发性骨髓瘤，在新的领域发光发热。

但有一个问题，没人知道它到底是怎么杀死癌细胞的。从这个意义上来说，它只能算是一个化疗药物，而非靶向药物。

但从 2010—2014 年，日本、美国和瑞士的科学家陆续揭开谜底，沙利度胺类药物实际是不折不扣的"靶向药物"，它的靶点是 CRBN 基因，特异性非常好。这个发现，不仅能解释为什么它能杀死多发性骨髓瘤，而且也能解释孕妇使用后，为什么会导致"海豚宝宝"（具体原理有点复杂，在此处省略）。

我相信还有更多"化疗药物"其实是"靶向药物"，只是科学

---

1　　FDA：Food and Drug Administration，食品药品监督管理局。

家还没搞清楚罢了。因此没必要听到化疗药物就觉得低人一等。

如果你对此有点惊讶，那这里我要放个更大的炸弹：很多临床有效的化疗药物其实都是"免疫药物"。

"免疫疗法"最近红遍大江南北，它是靠激活免疫系统来治疗癌症。我们通常叫化疗为一代疗法，靶向治疗为二代疗法，免疫治疗为三代疗法。

科学上一直有个大谜团：同样都能杀死癌细胞的化疗药物，有些在临床非常有效，有些几乎无效。这个问题在几十年中，无人能解释，大家只是默默使用有效的药物。

直到免疫系统和癌症的关系被研究后，开始有证据表明，临床作用特别显著的化疗药物，很多能一石二鸟：不仅能杀死癌细胞，而且能激活免疫系统。换句话说，很多有效的化疗药物其实也是免疫药物。

最近有句话很流行："或许一切有效的抗癌药物本质上都是免疫药物。"虽然目前很难证实，但我相信如果一种药只能杀死癌细胞，而不能激活免疫系统，那是不好使的。


## 小结

化疗药物不完美，副作用严重限制了它的使用。但它不是简单的毒药，其中包含的科学原理非常复杂，有些化疗药物其实是靶向药物或者免疫药物。和新型药物比起来，它的研究价值毫不逊色。由于化疗药物相对低廉的费用，它仍然会是多数癌症治疗的主力。

对于患者，绝不应该盲目相信伪科学和民间游医，一味排斥，甚至彻底抛弃化疗药物这个选项，导致耽误病情。

作为研究者，主要的任务就是和医生一起，认真研究化疗药物的作用机制，尤其是对免疫系统的影响，争取找到化疗药物、靶向药物、免疫药物的最佳组合，达到更低的副作用、更好的治疗效果。

# 放疗，杀敌一千，自损 X 百

放疗作为癌症治疗的辅助手段已经有相当长的历史了，甚至可以追溯到伦琴发现 X 射线。近年来，除传统放疗外，质子放疗、重离子放疗、中子放疗等新兴治疗名词也进入了人们的视野。

在这里先区分一下容易混淆的两个概念——化疗和放疗。化疗是指使用具有抗癌功效的化学药物进行癌症治疗的手段。而放疗是指直接利用高能量射线，也叫辐射或高能量粒子打击并杀死癌症细胞的治疗手段。两者在原理上面没有什么联系，但为什么人们常常混淆这两个概念，我想除它们是现在癌症治疗的主流手段以外，也因为两者都会对人体产生不小的伤害。化疗和放疗就是杀敌一千，自损 ×（若干）百。至于 × 具体是多少，就只能具体问题具体分析了。

为什么放疗也会对自身产生不小的伤害？

放疗的本质是一团高能粒子直接轰击肿瘤细胞，它会直接破坏细胞的 DNA，或者通过电离产生自由基，从而造成肿瘤细胞死亡。但是，这样的攻击对癌细胞和正常细胞是无差别的，我们实在不能指望长度是一个细胞的十亿分之一的一团粒子，能区分出癌变细胞和正常细胞。这说的还是体积硕大的质子，如果是常用的光子则根本没有真正的体积。所以，放疗会对肿瘤细胞和健康细胞造成无差别杀伤。

幸运的是，肿瘤细胞对 DNA 破坏通常更加敏感，一方面，因为细胞生长越快，对 DNA 破坏越敏感；另一方面，肿瘤细胞 DNA 修复能力通常没有正常细胞强。由于这两个主要原因，进行分期疗程式的放疗，可以给予正常细胞足够的恢复时间，同时永久性地杀伤肿瘤细胞。这就是每次放疗之后的几天患者感到非常难受，但随着正常细胞慢慢修复，患者也慢慢恢复精气神的原因。

更幸运的是，人类很聪明，已经能熟练地运用电磁技术和机械技术等控制粒子的能量和照射路径，从而使辐射的能量尽量多地释放到肿瘤细胞那里去。衡量辐射量的多少有一个专门的名词叫剂量。现在成熟的 X 射线或伽马刀能 360° 地照射人体且比较精准地控制能量和定位肿瘤，可以尽量降低正常细胞吸收的剂量，同时积累肿瘤细胞内的剂量，从而减轻患者的痛苦，提高治疗的功效。

还要幸运的是，除了 X 射线和伽马射线，我们还有质子和重离子。放疗常用的 X 射线和伽马射线的光子基本没有质量，在跟其他物体"碰撞"的时候，容易改变方向和释放能量，所以它们到达肿瘤细胞之前一路都在杀伤正常细胞，到达癌细胞的时候能量已经降低了很多。而质子要重很多，在照射到人体上时，刚开始能量很高，它可以"坚持"走自己的路，沿途只释放很少的能量，在最后到达肿瘤时，把能量一股脑儿地释放出来，这在物理上叫作布拉格峰。所以，质子放疗每次剂量可以更多，而相对损伤更小。

从物理学的角度来说，质子治疗的优势是显而易见的，简单地说，质子或重离子治疗的时候，"自损×百"的×要比一般放疗的×少很多。所以质子疗法被推荐用于治疗周围有重要、敏感器官的肿瘤，或者更需要避免正常器官损伤的儿童癌症。

虽然质子（或重离子）更准、更快、更健康，但是，也很贵！更贵！相当贵！

还是因为质量的原因，把质子加速到具有打击相应肿瘤的能量需要的加速器要大得多，复杂得多，需要的能量多得多，之后的控制磁路照射设备也复杂得多，各种相应的基础建设等要贵上几个数量级。正因为如此，目前能提供质子治疗或者重离子治疗的医院或治疗中心很少，全世界正运行的大概有 50 个。大家有兴趣可以了解一下现有的治疗中心，有的中心是挂靠在国家试验室的，即直接使用国家试验室的质子或重离子加速器，如我国的兰州近代物理研究所、欧洲的核子研究组织（Conseil Européenn pour la Recherche Nucléaire, CERN）、瑞士的保罗谢勒研究所（Paul Scherrer Institute, PSI）等，这从侧面体现了重离子加速器的庞大复杂。

还要谨记的是，每个人对同样的辐射的承受能力和反应不同，因此自损×也是不同的。理论上来说，加强锻炼对提高抵抗力和减少×是挺有用的。同时也必须强调，无论如何进步，我们是不可能把放疗的×减为0的，因为在治疗过程中，由于人体自身不停息地运动（比如呼吸、心跳、甚至内急等），都会移动肿瘤的具体位置，从而不可避免地让粒子打击产生偏差，使人体健康细胞受到伤害。总的来说，我们对放疗所要做的，也只能是"遵医嘱"。当然时代在前进，技术在进步，现在有一大批人，搞技术的、搞市场的、搞医保政策的，都在致力于推广新的放疗方法。

让我们共同期待 × 越来越少吧！

最后提一句，文中提及的放疗说的都是外照射。还有一种吸入放射源到肿瘤附近，直接照射肿瘤的内照射。两者有治疗部位和治疗剂量的区别，暂未纳入讨论。

（本文由张洁熹提供）

# 抗癌药物的三次革命

2012年前后，抗癌研究中最令人振奋的消息是"癌症免疫疗法"在临床上的成功，一时间从医生、科学家到患者和媒体大众都很兴奋。"免疫疗法"被各大顶级学术杂志评为2013年最佳科学突破！《科学》杂志给予评论："2013年是癌症治疗的一个重大转折点，因为人们长期以来尝试激活患者自身免疫系统来治疗癌症的努力终于取得了成功！"

在过去的20年，也有很多别的抗癌新药，为什么大家对"免疫疗法"特别推崇？

因为这是一次革命！

免疫疗法的成功不仅革命性地改变了癌症治疗的效果，而且会革命性地改变治疗癌症的理念。现代西方抗癌药物的发展到目前为止出现了三次大的革命：

第一次革命是1940年后开始出现的细胞毒性化疗药物，现在绝大多数临床使用的化疗药物都属于这一类。常用的化疗药物有几十种，机制各有不同，但是无论机制如何，它们的统一作用都是杀死快速分裂的细胞，因此对治疗癌症有不错的效果。但是和放疗一样，化疗药物的死穴是它们本身并不能区分恶性细胞和正常细胞，因此化疗药物在杀死癌细胞的同时也会杀死大量人体正常的需要分裂的干细胞，这就是为什么化疗对细胞生长比较旺盛的骨髓细胞、肝细胞、肠胃表皮细胞等都有非常厉害的杀伤力。临床上化疗药物的使用剂量必须受到严格控制：药物剂量太少不能起到杀死癌细胞的作用，药物剂量太多会产生过于严重的副作用，对患者造成"不可逆伤害"，甚至死亡。

药物开发中有个专业名词叫"治疗指数"（therapeutic index），描述的是能产生治疗效果需要的剂量和产生不可逆副作用的剂量之间的差异。治疗指数越大，说明药物越特异、越好。一般的化疗药物的治疗指数都不是很大，需要严格控制，相反抗生素由于对人体正常细胞没有什么影响，因此治疗指数很大。

抗癌药物的第二次革命是从 20 世纪 90 年代开始研究，直到 2000 年后在临床上开始使用的"靶向治疗"。由于普通化疗的治疗指数低，副作用强，科学家一直在寻找能特异性杀死癌症细胞而不影响正常细胞的治疗手段。20 世纪 70 年代致癌基因的发现使这个想法成为可能，因为很多致癌基因在正常细胞里都不存在！科学家开始尝试开发特异的药物来抑制癌症独有的致癌基因，理论上这类药物可以选择性杀死癌细胞，而不影响正常细胞。第一个真正意义上针对癌症突变的特异靶向药物是 2001 年上市的用于治疗 BCR-ABL 突变慢性白血病的格列卫。这个药物的横空出世，让 BCR-ABL 突变慢性白血病患者 5 年存活率从 30% 一跃到了近 89%。第二次革命出现了！

格列卫这类靶向药物之所以比普通化疗药物好，就是因为它对正常组织的毒性小，治疗指数比较高，患者可以接受比较高剂量的药物而不必担心严重的副作用，所以癌细胞可以杀得比较彻底。目前药厂研发的多数新药都是靶向治疗药物，在未来十年，应该会有几十种新的靶向药物上市。

第三次革命就是我们正在经历的癌症免疫疗法的成功！

免疫疗法，相较于传统化疗或靶向治疗有一个本质区别：免疫疗法针对的是免疫细胞，而不是癌症细胞。

以往，无论手术、化疗还是放疗，我们的目标都是直接去除或杀死癌细胞。我们慢慢发现这个策略至少有 3 个大问题：①化疗、放疗都是"杀敌一千，自损 × 百"的情况，在杀死癌细胞的同时都极大伤害患者身体，包括大大降低免疫抵抗力；②每个患者的癌细胞都不一样，所以绝大多数抗癌药，尤其是新一代的靶向药物，都只对很少一部分患者有效；③癌细胞进化很快，所以很容易出现抗药性，导致癌症复发率很高。

免疫疗法的靶点是正常免疫细胞，目标是激活人体自身的免疫系统来治疗癌症。因此相对上面传统治疗中的 3 点缺陷，免疫疗法在理论上有巨大优势：①它不损伤反而增强免疫系统；②免疫系统被激活后理论上可以治疗多种癌症，因此对更多患者会有效；③免疫系统的强大可以抑制癌细胞进化出抗药性，降低癌症复发率。

2011 年，第一个真正意义上的癌症免疫药物易普利姆玛（ipilimumab，也叫 Yervoy）上市。但它的上市并没有在市场上掀起太大波澜，因为它虽然增加了一些患者的生存时间，但很多患者对它没有反应，而且它的副作用比较厉害，看起来不像是一个革命性的药物。直到 2013 年，真正让世界兴奋的免疫药物终于横空出世！施贵宝的欧狄沃（Opdivo）和默沙东的可瑞达（Keytruda）先后发布了令人震惊的临床效果：在癌症已经转移，并且所有已有治疗方案都失效的黑色素瘤晚期患者身上，这两个药物让 60% 以上的患者肿瘤缩小乃至消失了超过 2 年！要知道，这些患者平时的生存时间只能以周计算。以前任何一个有效的化疗药物或者靶向药物的治疗目标都是延长几个月的生存时间，而现在免疫药物让 60% 以上的患者活了超过 2 年！

这就是第三次革命！

不只有这两个明星药物，中国还有多个国产和进口的免疫药物上市，用于治疗黑色素瘤、肺癌、膀胱癌、霍奇金淋巴瘤、肝癌、胃癌等多种类型癌症，为无数患者带来了新的希望。同时，还有高达上百种各式各样的免疫药物正在进行上千个临床试验，几乎覆盖所有癌症类型。每时每刻，都可能出现让人欣喜的结果，衷心希望能尽快把它们用到更多的癌症患者身上。现在政府和各大药厂纷纷从观望转变为全身心投入免疫治疗研究，在更多的人力、物力和政策支持下，我们有理由对找到更多、更好的免疫治疗药物保持乐观。

整个世界都在拭目以待。

# 靶向药物和免疫药物的主要区别

靶向药物和免疫药物是两大类新的抗癌药，目前上市的靶向药物有几十种，免疫药物也有几种，已经成为很多病种的主流治疗方案。两类药物都还有更多正在进行临床试验，会在未来逐渐上市。

很多人爱问："靶向药物和免疫药物，哪个更好？"这个问题没法回答，因为它就像问："小鸡和蘑菇，哪个更好吃"，不是一类东西，无法比较，也无法简单替换。有人爱吃蘑菇，有人爱吃小鸡，更多人爱吃小鸡炖蘑菇。同样的道理，有些人更适合靶向药物，有些人更适合免疫药物，有些适合两个同时用。

虽然很难直接比较好坏，但靶向药物和免疫药物确实有很多明显区别，下面简单介绍一下。

### 作用细胞不同

靶向药物，顾名思义，针对的是癌细胞上特定的靶点，比如某个特有的基因突变。靶向药物和化疗的目的都是直接杀死尽可能多的癌细胞。比起化疗，靶向药物选择性更强。它能有效抑制癌细胞，但不会对正常细胞造成显著伤害，因此副作用小很多。典型代表是针对白血病的格列卫（BCR-ABL 基因突变）和针对肺癌的泰瑞沙（EGFR[1] 基因突变）。

免疫药物，与以往药物的逻辑截然不同。它的作用对象不是癌细胞，而是免疫细胞。这类药物自己不能直接杀伤癌细胞，而是激活针对癌细胞的免疫系统，然后让大量活跃的免疫细胞成为真正的抗癌武器，完成使命。目前上市的多个 PD-1 抑制剂、PD-L1 抑制剂和 CTLA4 抑制剂都是如此。靶向药物是黑势力的导弹，免疫药物是给特种兵部队进行动员的爱国主义宣传手册。

**副作用不同**

任何药物都有副作用。由于作用机制不同，靶向药物和免疫药物副作用很不一样。

靶向药物针对的往往是对肿瘤生长非常重要的蛋白质，可以说这些蛋白质是癌细胞生长的重要食粮。靶向药物通过抑制这些蛋白质的活性，从而达到"饿死"癌细胞的目的。但由于种种原因，药物也会"饿死"一些正常细胞，产生副作用，这点和化疗有点类似。比如肺癌 EGFR 靶向药物易瑞沙，对表皮细胞有副作用，所以患者使用后会有明显的皮疹。

免疫药物的功能是激活免疫细胞，来对抗癌细胞。但它也有副作用，不是毫无风险的。被激活的免疫细胞除了能攻击癌细胞，也能攻击自身的正常细胞，这会产生暂时的"自身免疫疾病"，严重的话是可能致命的。目前使用的 PD-1 抑制剂、CTLA4 抑制剂等免疫药物，有代表性的副作用是免疫系统活跃导致的皮疹、肠炎、腹泻、肝损伤等，它们的临床特征和化疗或靶向疗法的副作

---

1    EGFR: epidermal growth factor receptor，表皮生长因子受体。

用截然不同，要控制这类副作用需要的手段也不同。

### 起效速度不同

靶向药物因为直接针对性杀死癌细胞，起效往往比较快。如果有效，通常几个星期，甚至几天就会发现肿瘤缩小，或者肿瘤标志物降低。例如，易瑞沙平均起效时间是 6 个星期，患者通常服药两个月后第一次去医院复查，就会知道是否有效了。

免疫药物反应通常要慢一些。免疫药物是通过激活免疫系统，而间接杀死癌细胞，因此变数比较大。很多患者用了好几个月的药，也不完全确定到底起作用了没有。甚至有患者用药 1 年，肿瘤大小看起来纹丝不动，医生决定停止用药，谁知几年后复查癌症却消失了。这个现象与下面要谈到的"假进展"密切相关。

### 对"肿瘤变大"的判断不同

临床上"肿瘤进展"指的是肿瘤在扫描影像下体积增大，或者出现新的肿瘤。

对于靶向药物（或者化疗）来说，这通常意味着药物对肿瘤无效，标准操作是停止治疗，换别的药物。

但免疫药物带来了一个前所未有的现象，叫"假进展"（pseudo-progression）。

约 10% 使用免疫药物的患者，用药后 CT 扫描会看到"肿瘤变大"。如果按传统经验，这是药物失败，应该换药。但实际上后来才知道，药物是成功的，因为这 10% 的患者后来肿瘤迅速缩小。"假进展"出现的主要原因是免疫药物起效后，会引发大量免疫细胞进入肿瘤组织，和恶势力做斗争（图 3-2）。但 CT 区分不了癌细胞和免疫细胞，只是简单发现肿瘤变大了。其实，这是免疫细胞部队进入战场，是大大的好事。使用免疫疗法的时候，如何区分"假进展"和"真进展"非常重要，因为它涉及是继续坚持用免疫疗法，还是赶快换药这个生死决定。

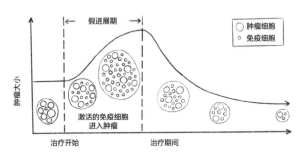

图 3-2　使用免疫疗法过程中肿瘤大小变化

## 长期，短期效果不同

如果用在合适患者身上，靶向药物有效率高，而且起效快，能迅速缓解肿瘤带来的症状，提高患者的生活质量。一定时期内能显著提高存活率 [ 图 3-3（a）]。但由于肿瘤的异质性和进化，一段时间后几乎无一例外会出现抗药性，需要换药，极少出现长期存活或治愈。

免疫药物目前最大的问题是有效率不高，仅在 10%~20%（个别肿瘤类型，比如霍奇金淋巴瘤，dMMR 亚型肿瘤除外），所以对很多人来说，它是无效的。加上"假进展"现象，一开始多数人肿瘤都不会缩小。但是免疫疗法的优势是，如果响应，患者有可能会长期受益，这就是所谓的生存曲线"拖尾现象" [ 图 3-3（b）]：一小部分患者会长期存活，甚至被治愈。

使用 CTLA4 抑制剂的黑色素瘤患者，一旦活过 3 年，80% 都

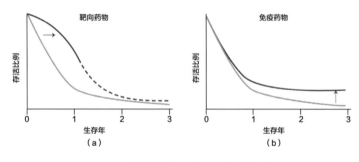

图 3-3　靶向药物与免疫药物治疗效果对比

能活过十年，甚至治愈！这是大家热衷于免疫疗法的主要原因。

### 目前精准程度不同

抗癌药很贵，因此最好只用在能受益的患者身上，何况用错药还会浪费宝贵的时间。

经过多年研究，靶向药物的使用原则越来越清楚，一般就是携带某种特定基因突变的肿瘤，比如 EGFR 突变的肺癌，使用易瑞沙或泰瑞沙，多数会有效。很多靶向药的使用已经算比较"精准"。

但对于免疫药物，预测疗效还很难，加上很多患者把它当作最后的"救命稻草"，导致使用非常"不精准"。大规模人群里面盲试，成功率通常仅为 10% 左右。这是目前的状况，而预测免疫疗法疗效可能是目前最热的领域之一，已经开始有一些突破。我相信，免疫疗法最后也会进入"精准医疗"的行列。

总之，靶向药物和免疫药物没有绝对的好坏之分，不同的药适合不同的患者。再好的药也不会对 100% 的患者有效，对患者而言，药物选择越多越好。关键就是要认清每个药的特性，知道它是否适合自己的情况。

# 抗癌新药最大的副作用是什么

**被人忽视的毒副作用**

是药三分毒。无论中药还是西药，天然还是人工合成，所有的药都有毒副作用（治疗手段对患者身体和生活产生的不良影响）。说起抗癌药的毒副作用，很多人第一反应就是化疗后的脱发、严重腹泻、免疫力下降，等等。正是因为这些毒副作用，化疗药的使用受到很大限制，很多时候效果不理想。

近20年来，大量抗癌新药上市，包括靶向药物和免疫药物。它们通常毒副作用更加可控，比如肺癌的EGFR靶向药物，最明显的毒性是皮疹，相对化疗好很多。

但是，靶向药物和免疫药物有一个比化疗严重得多的毒副作用。是什么？

经济毒性！包含两方面：

·昂贵的药物价格给患者和家庭带来的经济负担。

·昂贵的药物价格给患者和家庭带来的心理压力。

我相信，很多患者和家属都会同意，这才是抗癌药最大的毒副作用。

**严峻的挑战**

经济毒性是近年来提出的新概念。

以往说毒副作用，大家只关注对患者身体的影响，但事实上，毒副作用应该包含所有对身体和生活的不良影响，包括财务和心理。

经济毒性出现的重要原因，当然是日益高涨的医疗费用，尤其是药价。抗癌药价格日益提高，在过去二十多年，美国抗癌药平均价格已经翻了几倍，从每个月 5000 美元涨到了 20000 美元以上！随便列举几个近些年上市的新药在美国的每年用药费用：

Ukoniq（淋巴瘤，19.0 万美元）

Lumakras（肺癌，21.5 万美元）

Pepaxto（多发性骨髓瘤，24.7 万美元）

Tivdak（宫颈癌，53.0 万美元）

Scemblix（白血病，21.5 万美元）

更要命的是，癌症治疗正走向混合疗法阶段，肯定还会更贵。例如，Opdivo(PD-1 免疫药物）单独使用每年 15 万美元，但和 Yervoy（CTLA4 免疫药物）组合，第一年费用高达 25.6 万美元。

美国医保体系越来越承受不住，所以特朗普当年上台就说：一定要控制药价！和很多人想的不同，中国的药物价格通常比美国低不少。比如泰瑞沙（奥希替尼）在美国用药一年需花费超过 20 万美元，折合 140 万元人民币以上，在中国，它一开始定价是 60 万元人民币一年。

无论 140 万元还是 60 万元，对绝大多数中国患者都是天文数字。不用新药，遗憾；用新药，破产。这就是很多患癌家庭面临的困境。残酷而真实。

经济毒性不单单是新药造成的。癌症治疗通常是个系统工程，其他费用，包括手术、放疗、各种中药，甚至去一线城市治疗的路费和生活费，都是毒性的一部分。权威期刊《柳叶刀》曾发表论文，通过对中国 1.4 万名癌症患者调查，发现患者家庭年平均收入为 8607 美元，但平均支出是 9739 美元。一位患者治疗费用就超过一家人的全部收入！

我认为真实情况比这个统计更加严峻，主要原因有两个：第一，年收入并不等于可支配收入。8607 美元不可能 100% 用来治病，那样连白饭都没得吃了。事实上，中国 2015 年居民人均可支配收入仅为 21966 元人民币，大概 3000 美元，双职工之家也就 6000 美元。第二，统计的时候，中国患者绝大多数还没有机会使用昂贵的靶向药物或者免疫药物。随着新药越来越多进入中国市场，费用也会持续攀升。因此，即使赶上医保，癌症治疗的经济毒性仍然是灾难性的，倾家荡产者不在少数。无论中国还是美国，经济毒性已经成为癌症治疗中不可忽视甚至最为严重的毒副作用。

而且不单是癌症，很多别的疾病也面临类似的问题，经济毒性是一个越来越普遍的社会现象。

### 有解决之道吗？

经济毒性对中国政府是巨大的挑战。

怎么办？首先，靠降低中国医务人员待遇是行不通的。

实话实说，在政府的调控下，中国很多医疗费用，包括挂号费、护理费、检查费，已经很便宜，完全和市场脱节。例如，去北京动物园看猩猩门票 10 元，去协和医院看大夫挂号费 5 元（注：很庆幸，已经改革了）。大家总说医生富得流油，但这绝对是少数。大多数医生，尤其是年轻医生其实非常苦，工作时间长，工资低得可怜，弄不好还莫名其妙陷入医疗纠纷。当正常收入无法保证他们一家体面生活的时候，各种赚钱的幺蛾子就出现了，比如各种回扣、各种过度医疗等。

羊毛总会出在羊身上，压榨医务人员对降低医疗成本毫无帮助。控制药物价格是办法之一。抗癌新药大多来自欧美，价格不菲。为了解决这个问题，中国政府一方面通过集采谈判，压低进口药物价格，前面提到的泰瑞沙，刚进入中国是 60 万元人民币一年，但医保谈判后，现在价格已经降了 90%，一年只要约 6 万元人民币。另一方面，国家也鼓励本土公司在合法（不侵犯专利）前提下生产替代药物。

大家熟悉的国产肺癌靶向药物——凯美纳，就是个好例子。很多科学家不喜欢凯美纳，因为纯从制药来讲，它并非全新，而是通过改造易瑞沙和特罗凯得来的。另外，它有些小问题，比如易瑞沙每天只需吃 1 次，而凯美纳需要吃 3 次，这可能导致一些患者忘记服药，影响效果。这些都是事实，但我认为凯美纳对中国社会的价值毋庸置疑。首先，它确实有效而且更便宜，给患者带来新的选择。其次，它的成功是一个标杆，对中国创新制药业起到了非常大的推动作用，吸引了一批有理想的科学家回国打拼。

前面两点是密切关联的。医保集中谈判之所以能够成功砍价，也是因为国内的竞争药品出现，让进口药不得不降价。泰瑞沙就是因为好几个竞品也在中国上市了，所以才愿意降 90% 这么多。这种模式，让药企盈利变得更困难，可能影响研发投入，但短期确实有利于解决经济毒性，对政府和患者都是好消息，我相信还会越来越多。

如果常看新闻，就会发现政府最近一直在释放信号：中国急需有效而且老百姓用得起的新药！

在这种大环境下，恒瑞、百济神州、微芯、贝达、信达等一批国内创新生物技术公司正在快速发展。

从某种意义上，正是由于经济毒性，中国新药研发的春天提前来了。

## 不只是药的事儿

虽然说了半天降低药价，但经济毒性这个黑锅不能只让药厂背。

经济毒性并非只是药物昂贵导致，患者及家属的一些不理智行为，也是一个重要因素。

第一，轻视预防而注重治疗。

戒烟，省钱又防止生病，绝对是降低经济毒性的最佳方式。但吸烟的人总能找出1万条理由不戒烟，觉得自己能幸运地吐着烟圈终老一生，直到癌症、呼吸系统疾病和心血管疾病找上门。

另外，多数人健康的时候不愿意了解防癌、抗癌知识，甚至很忌讳"癌症"这个字眼。在自己或家人生病之前，知识储备几乎为0。随着平均寿命增加，据估计，未来中国90%左右的家庭中，都会有至少一位癌症患者。癌症不等于绝症，真正好的做法是提前学习，避免走弯路。像鸵鸟一样，把头埋起来假装看不到，不过是自欺欺人罢了。中国的癌症病死率非常高，其中一个原因就是大家没有正确的筛查意识，一旦发现就是晚期。

第二，盲目消费昂贵的"安慰剂"。

几乎所有癌症患者都吃过昂贵的中药和保健品。但是很多人不知道，政府对它们的监管和西药完全不同，中药和保健品无须通过严格客观的对照试验，就能进入市场。

据我所知，目前还没有任何一种抗癌防癌的中药或者保健品，被严格证明比"安慰剂"更有效。

很多患者接受西医治疗后，喜欢吃中药调养身体。几千元，甚至上万元一个月的防癌复发中药比比皆是，我不是中医黑，但我是数据控。不管中医西医，我不认可任何没有证据的东西，尤其是昂贵的疗法。越贵的东西越需要警惕。

保健品也一样。

1万元的冬虫夏草或者燕窝，真的就比100元的小鸡炖蘑菇更好，更能帮助恢复免疫系统吗？

毫无证据。如果经济已经很紧张，大可不必为这些东西花钱。

我完全不反对患者根据需要补充维生素和营养品，但通常，真正需要补充的东西并不贵，几十元、几百元就能买到。另外，均衡饮食，恢复锻炼，调节心情，注意复查，比任何补品都有效。

不理性地"花钱买心安"，正中不良商家圈套，显著加重了经济毒性。至于生病后去找隐藏民间的神医大师之类的，就更不用说，注定是人财两空。

仔细想想就知道，癌症是世界难题，如果真有抗癌神医大师，我认为只可能有两个结局：

第一，全世界闻名，获得诺贝尔奖；第二，被达官显贵秘密私藏，为他们终身服务。记住，只活跃于朋友圈和微信群的神医，不是小骗子，就是大骗子。

# 质子治疗是治癌神器吗

2015年上海质子重离子医院正式开业，一时间关于质子治疗癌症的报道也铺天盖地而来，这个"治癌神器"牵动着国内广大肿瘤患者的心，据报道，开业首日，凌晨一两点就有患者在院外排队等候，仅一个上午就有230人次通过电话进行预约咨询。最近几年，中国又有多个质子中心开业或者即将开业。

从2014年上海质子重离子医院建成之初，我就陆续接到很多患者及家属的咨询电话，很多癌症患者以为抓住了治愈的最后一根救命稻草。但现实依旧骨感，质子治疗并不是包治百病的"神"一般的存在，而是一种放疗技术的进步，大家应该正确对待，下面就大家关注的几点问题做些解答。

## "治癌神器"究竟为何方神圣

质子放疗也有人叫"质子线治疗""质子刀"，与之前的"伽马刀""TOMO刀"一样，这并不是真正意义上的"刀"，实则为一种放疗的形式。质子或重离子都称为"粒子治疗"，顾名思义就是利用中性不带电荷的粒子（比如中子）或者是带电粒子（例如质子和碳离子）进入人体，释放能量杀伤肿瘤细胞，目前临床治疗应用较多的是质子及碳离子。

**既然都是放疗，那到底比普通的放疗好在哪里呢？**

说到癌症治疗，大家都希望的癌症最佳治疗方式就是用一种方法清除体内所有癌细胞，而不伤害到正常细胞"一兵一卒"。在放疗界，大家一直追求让射线更多照射肿瘤，而更少照射到正常组织上。很重要的一点就是射线的选择。

物理学上简单来说，质子治疗比起普通放疗（X射线）的优势在于"布拉格峰"（Bragg peak）现象。由图3-4可见，传统的X射线从进入人体表面开始，穿过正常组织到达肿瘤前整个过程都在释放辐射能量，能量从进入人体开始即呈指数下降，且在穿过肿瘤组织后，还有能量继续释放。而质子和重离子则可以在到达肿瘤部位才释放出最大能量，同时在经过肿瘤后几乎没有能量射出，这就是"布拉格峰"。因此，质子射线能够将放射能量精确分布在肿瘤上而对周围正常组织、器官大大减少照射。

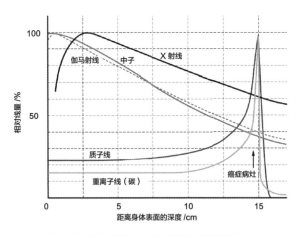

图3-4 不同射线在人体不同深度的能量分布

质子治疗有点像"定向爆破"，能够精确投射定向导弹（质子）到指定肿瘤部位，达到杀死肿瘤的目的。传统的 X 射线虽然也能"爆破"肿瘤，但是在穿过人体时大部分就被挡在了皮肤上，而且一路上炸药就在不断爆炸，等到了肿瘤部位的时候，弹药所剩已经不多了，而且在穿过肿瘤后，还在继续爆炸，典型的"大杀器"，伤敌一千同时还得自损 × 百。

### 质子治疗具体对肿瘤患者有何好处呢？

放疗有风险和副作用，尤其是在一些重要的器官如心、脑、肺、胃肠等周围的肿瘤，一旦这些器官受到照射剂量达到一定程度，就可能产生一些放射副作用，有些是短期可逆的，有些则是长期不可逆的，最常见的如放射性皮炎、放射性肺炎、心肌缺血、胃肠反应、认知功能受损、视力及听力受损等，轻者影响生活质量，重者可能影响患者治疗过程从而影响治疗效果。

接受质子射线放疗的患者，由于周围正常组织、器官受到的射线照射明显低于 X 射线放疗，理论上可以明显降低由于放射造成的近远期副作用。

在儿童癌症治疗中，质子放疗的优势尤其受到关注。一方面儿童组织对射线更加敏感，另一方面很多儿童治疗后都有较长的生存期，因此远期的生活、生存质量非常重要。质子治疗可以减少儿童正常组织器官所受放射剂量，降低诸如胃肠道反应、肺炎、心脏疾病等的发生风险，还能减少脑照射对视力、听力、智力及生长发育的影响。质子放疗还可以减少继发性肿瘤的风险：由于正常组织在放疗中受到辐射破坏，接受过放疗的儿童一生中再次发生新肿瘤的风险显著高于正常儿童，所以减少对正常组织的照射非常重要。美国麻省总医院曾做过一个回顾研究报道，对1973—2001年接受质子线放疗和普通光子放疗的患者进行了对比。接受质子线治疗的患者，继发肿瘤的发病率为 5.2%，而接受普通放疗的发病率为 7.5%，虽然质子治疗不能完全避免继发癌症，但有统计学上的差异。

**质子治疗安全吗？**

安全。质子治疗安全性是早就得到验证的，不然也不会通过FDA 批准。当然，这里指的是治疗级的安全，不是食品级的安全。和所有癌症治疗一样，质子治疗会对身体有一些伤害。

和有些媒体鼓吹的不同，质子治疗并不是什么新发明，已经有很多人接受了质子治疗。质子治疗在 1946 年被提出，第一个患者在 1958 年就在美国劳伦斯伯克利国家试验室接受了治疗。1990年，Loma Linda 大学质子中心作为全球医学治疗中心开始收治患者。目前全球所有的质子重离子治疗中心共 54 家，美国最多。接受质子治疗的人超过了 10 万人，到目前为止还没有出现安全问题。

**究竟质子治疗疗效如何，是不是就能完全治愈肿瘤了？**

这个不是电线杆广告那么完全无痛包治愈。质子治疗不可能这么神奇，针对不同的情况还得单独讨论。理论上质子治疗比放疗确实有很大优势，但目前并没有质子放疗与普通放疗疗效比较的大规模临床随机对照试验数据。

目前公布的有限数据显示，质子治疗至少在前列腺癌的控制上可能具有优势。纪念斯隆凯特琳癌症中心的报道显示，不同危险组患者（211 例）接受质子放疗后肿瘤 5 年控制率优于放疗（低危组 99% vs 97%，中危组 99% vs 85%，高危组 76% vs 67%）。在头颈部肿瘤治疗中，接受质子治疗的患者 5 年疾病控制率也明显高于放疗。

质子治疗的主要优势在于：相对普通放疗，精准度更高，治疗毒性、副作用更小，在部分肿瘤患者中可能提升肿瘤控制率。但光靠它并不能治愈肿瘤。

**既然放疗能够控制肿瘤，是不是就不需要其他治疗了？**

当然不是，就因为质子治疗过于精确，且难免被照射到的肿瘤也有杀不死的情况。一部分肿瘤确实可以仅通过质子放疗达到很好的控制效果。还有一些肿瘤如果早期有细胞跑到人体其他地方定植但是还检查不出来（我们临床叫"微转移"）的情况，这些残党余孽就需要配合其他治疗进行进一步的杀灭，以达到更好的控制效果。所以有些肿瘤根据患者肿瘤类型及分期等情况还是需要联合其他治疗，如化疗、靶向治疗、免疫治疗等治疗手段。

**质子治疗性价比如何？**

质子治疗就是一个字，贵！

有报道说上海质子重离子医院的一个疗程治疗费用为 27.8 万元人民币，美国的质子治疗费为 11 万 ~ 14 万美元（70 万 ~ 90 万元人民币），在日本和欧洲稍便宜。质子治疗相比普通放疗贵很多，原因主要来源于建设成本。安装质子及重离子射线的巨大加速器及其他传送发射装置动辄需要 10 多亿元人民币的成本，还不包括中心基建及后期维护成本。未来更多质子中心建立后，建设成本可能会下降，治疗费用可能会降低，另外就是等待未来医疗保险改革了。

质子治疗相对效果好，但非常贵，因此它的性价比存在争议。很多人做过经济学效益分析，比如瑞典有报道，同样是治疗儿童髓母细胞瘤，质子治疗初期费用是普通放疗的 2.5 倍（10217.9 欧元 vs 4239.1 欧元），但是后期用于治疗、放疗相关后遗症费用中，普通放疗是质子治疗的 8 倍（4231.8 欧元 vs 33857.1 欧元），最终总费用普通放疗是质子治疗的 2 倍以上，所以性价比这件事还是见仁见智吧（不要问我为什么瑞典质子费用这么低，才 10 万元人民币都不到，我只能猜瑞典福利好）。

### 哪些肿瘤适合质子治疗？

身体各部位很多肿瘤都可以考虑用质子治疗，但必须是局限性的肿瘤，即没有发生扩散、转移的肿瘤，然后是毗邻重要脏器和组织部位的肿瘤。

质子治疗适合那些因年纪大、身体弱，或由于合并疾病，或肿瘤位置靠近重要脏器（比如头颈部癌症、腹膜后癌症）等手术困难的患者。

质子治疗也很适合儿童中枢神经系统肿瘤的治疗，尤其是无法手术切除的中枢神经系统的肿瘤。儿童中枢神经系统照射对正常神经会造成辐射伤害，引起的近期及远期毒副作用确实不容小觑，这可能是质子治疗值得期待的显著优势，不少人认为质子治疗在儿童放射治疗伦理上更易被人接受。

### 什么肿瘤不适合质子治疗？

质子治疗主要针对局限性病变，并非适合所有肿瘤患者。目前上海质子重离子医院暂不适合收治的疾病举例：

· 晚期肿瘤患者（多发转移、肿瘤终末期患者等）；

· 血液系统肿瘤（白血病、多发性骨髓瘤等）；

· 同一部位肿瘤已接受过 2 次及以上放射治疗的患者；

· 已进行放射性粒子植入治疗的患者；

· 目前空腔脏器肿瘤（食管癌、胃癌、结 / 直肠癌等）暂不进行质子重离子治疗；

· 无法较长时间保持俯卧或仰卧等体位的患者；

· 病理未确诊的患者；

综上所述，质子治疗并非"治癌神器"，而是一种放疗技术的革新和进步，确实对一些肿瘤患者的治疗具有比较好的效果，能够降低副作用，但是否适合质子治疗需要结合患者个人的情况，由专业人士提供建议。

（本文由王昆提供）

# 负负得正，免疫检验点抑制剂

随着癌症治疗方法的革命，很多患者和家属都学到了一个新词"靶向治疗"。近些年，大家肯定又会学到一个新词"免疫检验点抑制剂"。这类药物就是火爆的癌症免疫疗法中使用的药物。比起很多化疗药物和靶向药物，免疫检验点抑制剂毒副作用更小，是很多患者的福音。由于它们目前在临床上显示出的高效和低毒性，相信未来十年，"手术＋放疗＋化疗＋免疫检验点抑制剂"或者"手术＋放疗＋靶向药物＋免疫检验点抑制剂"将成为多数肿瘤的主流治疗方式。

什么是"免疫检验点"？它和癌症有什么关系？为什么"免疫检验点抑制剂"能治疗甚至治愈晚期癌症？

免疫检验点是英文 immune checkpoint 的主流翻译。对大众来说，免疫检验点可以简单地理解成一个免疫反应的关卡，就像公路检查站一样，告诉免疫系统应该继续攻击目标还是应该下班休息。免疫检验点是人体自然存在的控制免疫反应的重要临界点，同时有很多激活和抑制的机制在这里进行较量。如果最终激活机制占了上风，通过免疫检验点这个关卡，免疫反应就被激活，开始活跃地进行各种清除病原体或者自身变异细胞的活动，以维持机体健康。但是如果抑制机制占了上风，免疫反应就不会被激发。癌细胞为了躲避免疫系统的攻击，会使用各种方法使免疫反应在检验点被控制，告诉免疫系统："这里没事，都是自己人，大家回去睡觉吧！"这种调控免疫检验点的能力并不是癌细胞进化出的特有功能，只是被它窃取并放大了人体的一个正常功能。

为什么人体会进化出免疫检验点？

当然不是来等着被癌细胞利用，而是因为免疫检验点对正常身体功能至关重要（图3-5）。免疫检验点可以阻止免疫细胞错误地攻击不该攻击的人体自身细胞。如果你读过网络爱情小说《第一次亲密接触》，应该会对夺走了"轻舞飞扬"的生命和无数宅男幻想的系统性红斑狼疮有深刻印象。系统性红斑狼疮属于自身免疫性疾病，主要出现在15～40岁的年轻女性身上，是一类严重而且目前没有根治药物的疾病。它们发生的根本原因就是患者的免疫细胞疯狂攻击自身组织，引起皮肤等组织的过度炎症，同时杀死很多不应该被清除的功能细胞。幸运的是，这类疾病在人群中

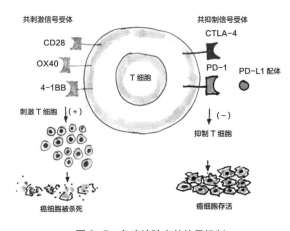

图3-5　免疫检验点共信号机制

很少见，其主要原因就是免疫检验点的存在。如果通过基因工程把控制免疫检验点的基因从小老鼠身上去除，小老鼠就会得像系统性红斑狼疮一样的自身免疫性疾病。

中国文化讲究阴阳平衡，这点用在生物学上特别有道理。生物体的所有系统都是一个通过复杂正反馈和负反馈形成的平衡。很多正信号和副信号一起作用，来保证免疫系统处在理想的活性水平。免疫系统能帮助人体对抗细菌、病毒，但是过犹不及，如果被过度激活，就会开始攻击自身细胞，产生灾难性后果。如果把免疫系统比作一辆汽车，激活正信号就是油门，抑制负信号就像刹车，开车没有刹车后果肯定是悲剧的。

癌细胞为了避免被免疫系统清除，一般都高度启动负信号以抑制免疫反应通过免疫检验点，相当于一直把刹车踩到底，可能还同时拉起了手刹，启动电子刹车，给轮胎垫压了几个砖头，这种情况下车子肯定一动不动，所以免疫系统对癌细胞往往毫无反应、视而不见。

理解了这一点，你就会知道为什么国内前些年流行的所谓"免疫疗法"，比如 CIK 或 DC-CIK 之类效果是很差的。向患者大量输入免疫细胞，如同给汽车加油或者猛踩油门，想让汽车跑起来。听起来似乎应该是有用的，但事实上因为汽车的刹车被锁死了，任凭你加多少油，如何拼命踩油门，车都不会动的。

"免疫检验点抑制剂"就是专门松开这种刹车的一类新型抗癌药物。它们通过抑制癌细胞对免疫系统的抑制，负负得正，因而能重新开启人体自身的免疫系统来对抗癌症。和自然进化比起来，人类智慧是无比渺小的，人自身的免疫系统比我们历史上开发出的任何抗癌药物都要强大得多。目前看来，在临床治疗上，免疫细胞杀死癌细胞的效果也显著强于任何化疗、放疗或靶向药物治疗。

虽然理论上"免疫检验点抑制剂"单独作为药物就可以杀灭癌细胞，临床上也有一些成功的案例，但是我认为多数时候还是需要加上放疗、化疗或者靶向药物治疗，因为这些治疗方案能快速杀死部分癌细胞，死掉的癌细胞能进一步激活免疫细胞，相当于踩了一脚油门。一方面用免疫疗法松刹车，另一方面用化疗、放疗踩油门，这样才能全面开启免疫系统，更高速、有效地从癌症上面碾过！

现在临床上患者使用的 3 种"免疫检验点抑制剂"分别是PD-1 抑制剂、PD-L1 抑制剂和 CTLA4 抑制剂，它们都已经在欧美发达国家上市。多个 PD-1 抑制剂和 PD-L1 抑制剂也已经在中国上市。除了这 3 个，还有很多新的抑制剂在研究或临床试验中。从目前公布的临床试验结果来看，"免疫检验点抑制剂"对很多类型癌症，尤其是霍奇金淋巴瘤、MSI 结直肠癌、黑色素瘤、肺癌等展现了让人欣喜的结果，而且对部分癌症已经转移的患者效果也非常明显，有些本来只能存活几个月的患者，已经健康地活了2~3 年。目前比较让人失望的是，它们单独使用对胰腺癌、胆管癌、脑瘤等预后不佳的癌种依然没有太好的作用，可能需要尝试联合用药或者合用机制不同的药物。现有的"免疫检验点抑制剂"为什么对不同癌症治疗效果非常不同是科学家们研究的主要方向之一。希望能有更多的新免疫疗法进入临床，让所有的患者都能有药可用。

是药三分毒，和任何药物一样，"免疫检验点抑制剂"也是有副作用的，虽然普遍比传统化疗和靶向治疗要轻。根据我前面讲的，你或许已经猜到了，"免疫检验点抑制剂"的主要副作用就是刹车松得太厉害，让免疫系统过于活跃，不仅攻击癌细胞，同时也开始攻击一些自身细胞，产生暂时的"自身免疫性疾病"。但万幸的是，通常这些副作用都是可控、可逆的，停药后一般会消失。比起有些化疗药物甚至靶向药物的强烈副作用，比如持续腹泻、强烈厌食、骨髓抑制等，免疫疗法还是要温和多了。即便如此，还是请患者在尝试免疫药物之前一定要咨询医生，因为确实有极少的患者可能死于免疫疗法的副作用。

在这个时代做抗癌药物研究是很幸福的，因为我们在短短几年时间之内就看到了很多能改变患者命运的新药物出现，但是大家还要一起继续努力，即使不能治愈所有癌症，如果能让癌细胞和人体长期共存，让癌症变成和糖尿病一样的慢性疾病，也算极大的成功了。

# CAR-T，治愈癌症新武器

2014 年 6 月，只有 19 名员工的 KITE 生物技术公司在美国纳斯达克上市，一天之内狂揽 1.3 亿美元！仅仅过了两个月，同样不到 20 人的 JUNO 生物技术公司对外宣布，成功地一次性融资 1.3 亿美元，这样 JUNO 一年之内已经融资超过 3 亿美元！

这两个小公司没有任何收入，没有一个上市的药物，凭什么如此受投资人的欢迎，而纷纷向它们送钱？因为它们掌握了一项技术，一项叫 CAR-T 的技术，一项也许能治愈某些癌症的技术。

### 什么是 CAR-T？

CAR-T 免疫疗法，全称是 chimeric antigen receptor T-cell immunotherapy，即嵌合抗原受体 T 细胞免疫疗法。这是一个出现了很多年，但是近些年才被改良使用到临床上的新型细胞疗法。和其他免疫疗法类似，它的基本原理就是利用患者自身的免疫细胞来清除癌细胞，但是不同的是，这是一种细胞疗法，而不是一种药。

CAR-T 免疫疗法简单来说分为 5 步：

（1）从癌症患者自己身上分离免疫 T 细胞。

（2）利用基因工程技术给 T 细胞加入一个能识别肿瘤细胞，并且同时激活 T 细胞杀死肿瘤细胞的嵌合抗体，普通 T 细胞立马华丽变身为高大上的 CAR-T。它不再是一个普通的 T 细胞，它是一个带着 GPS [1] 导航，随时准备找到癌细胞，并发动自杀性袭击，与之同归于尽的"恐怖分子"T 细胞！

（3）体外培养，大量扩增 CAR-T，一般一个患者需要几十亿，乃至上百亿个 CAR-T，往往患者体形越大，需要的细胞越多。

（4）把扩增好的 CAR-T 输回患者体内。

（5）严密监护患者，尤其是控制前几天身体的剧烈反应（原因后面会解释），然后就搞定收工。

当然这是非常简单化的说法，事实上 CAR-T 免疫疗法每一步都有很多的问题，技术门槛非常高，这也是为什么掌握了这些技术的小公司如此受大家追捧。

以往开发抗癌药物，包括最新的靶向药物，成功的目标都是"延长患者寿命""提高患者生活质量""把癌症控制成像糖尿病一样的慢性疾病"，描述抗癌药物有效性的指标是"1 年存活率""5 年存活率"等。比如我前面提到的抗癌药第二次革命的领军代表格列卫，它让 BCR-ABL 突变慢性白血病患者"5 年存活率"从 30% 一跃提升到了近 89%。这是一个惊人的数字和进步。但是大家也要注意到，这并不是说 89% 的患者被治愈了，只是说 89% 的患者活了超过 5 年。我前面没有告诉你的是 5 年中这 89% 的患者不少还能检测到癌细胞，只是被控制住了没有暴发，我也没有告诉你很多患者停药以后，癌症又会复发。因此，在以往，药厂、

---

1　　GPS: global positioning system，全球定位系统。

政府、医生，没有任何人会不切实际地提出把"治愈癌症"作为目标。

**直到 CAR-T 出现！**

最早接受 CAR-T 治疗的是 30 位白血病患者。他们并不是普通的白血病患者，而是已经尝试了各种可能的治疗方法，包括化疗、靶向治疗，其中 15 位甚至进行了骨髓移植，但是不幸都失败了。通常情况下，他们的生存时间不可能超过半年。按中国的说法，死马当活马医，于是他们成了第一批吃 CAR-T 这个螃蟹的人。

结果这批吃螃蟹的人震惊了世界：27 位患者的癌细胞在接受治疗后完全消失！20 位患者在半年以后复查，体内仍然没有发现任何癌细胞！最开始治疗的一个小女孩，现在已经存活多年了，复查体内仍然没有任何癌细胞！这个小女孩就是前文提到的爱米莉·怀特海德，非常活泼、漂亮，已经成了 CAR-T 疗法代言人，她开设有网站（http://emilywhitehead.com/）介绍和癌症抗争的点点滴滴。

如果世界有奇迹，这就是奇迹。你能想象这个小女孩的父母，亲眼看着她在死亡的边缘被救回，恢复到完全健康的、活蹦乱跳的样子，心情是什么样的吗？我们太需要这样的惊喜与奇迹，来鼓舞无数人迎难而上，继续和癌症做斗争。

**我们真的治愈癌症了吗？**

由于 CAR-T 在临床使用才几年时间，它是不是能彻底治愈癌症，现在下结论还为时太早，但是至少它的早期成功是毋庸置疑、前无古人的。我们应该耐心等待，并继续改良这个技术，绝对有理由继续期待 CAR-T 带来更多的好消息。

CAR-T 也不是完美的，患者接受 CAR-T 疗法有一个巨大的临床风险——细胞因子风暴，也叫细胞因子释放综合征。产生的原因是 T 细胞在杀死细菌、病毒的时候，会释放很多蛋白，叫细胞因子，它们的作用是激活更多的免疫细胞来一起对抗这些病原体，这种正反馈机制保证了对病原体的快速清除。这在临床上就是炎症反应，平时我们扁桃体发炎就和这个有关。由于 CAR-T 杀癌细胞实在是太快太有效了，于是瞬间在局部产生超大量的细胞因子，引起惊人的免疫反应，这就是细胞因子风暴。临床表现就是患者超高烧不退，如果控制不好，很有可能就救不过来了。CAR-T 的最后一步是严密监护患者，这其实非常关键。

由于没有准备，早期接受 CAR-T 疗法的几个患者都曾经高烧到长时间昏迷不醒，幸好后来使用抗炎药物都控制住了。如果当时有患者死亡，可能 CAR-T 疗法就要拖后好多年才能面世了。当然我们现在临床上经验已经丰富了很多，对细胞因子风暴有了提前准备，对于它带来的风险也都完全可以控制住了。

CAR-T 目前在部分白血病、淋巴癌、多发性骨髓瘤的治疗中效果非常好，在实体瘤治疗方面的进展相对缓慢，但近些年开始慢慢看到希望，无论是脑瘤还是胃癌都出现了积极的案例。整个科研界、制药界和医学界都在密切关注，也投入了大量人力、财力，希望能有更多的好消息。

# 谋财害命，警惕骗人的免疫疗法

前面介绍了"癌症免疫治疗"的进展，这是很令人兴奋的。经常有朋友问我：我的亲人在国内曾经接受了免疫治疗，为什么没有效果呢？更出名的是 2016 年"魏则西事件"中，大学生魏则西也接受了"免疫疗法"，结果一点儿用都没有，人财两空。去世前，他在知乎上留下了著名的文章《人性最大的"恶"是什么？》。为什么这些国内的"免疫疗法"如此没用？主要是此"免疫疗法"根本不是我们前面说的"免疫疗法"。

有 3 个事实：①国内曾经广泛使用，包括魏则西用的"免疫疗法"（主要是 DC-CIK 细胞疗法）和最近临床上证明有效的"免疫疗法"不是一种东西；②"DC-CIK 细胞疗法"是在炒欧美十多年前的冷饭，这种疗法在欧美临床试验失败后，已经被淘汰了；③国内名目繁多的"免疫疗法"没有经过严格的临床试验。

我来解释一下为什么在国内流行的 CIK 或 DC-CIK 细胞疗法没有效果。

"癌症免疫疗法"是一个特别模糊的词汇。广义地说，任何通过调节免疫系统来攻击癌细胞的方法都可以归于这一类，比如 100 多年前尝试用病毒或者细菌来激活免疫系统治疗癌症，现在看来都应该属于免疫治疗。狭义地来讲，现在常说的"免疫疗法"主要分为两类：第一类是细胞疗法，就是通过直接向患者输入激活的免疫细胞来治疗癌症；第二类是干预疗法，就是通过药物或者疫苗激活患者体内的免疫细胞来治疗癌症。

国内现在用的是第一类：细胞疗法。

免疫细胞疗法从 20 世纪 80 年代开始在美国进入临床试验，到目前至少经历了 5 代。

第一代叫 LAK 细胞疗法，LAK 细胞中文全称是"淋巴因子激活的杀伤细胞"。它的基本原理是从患者外周血中提取细胞，然后在体外用人"白细胞介素 -2"（IL-2）来诱导产生有杀死细胞作用的"杀伤性免疫细胞"（注意并不是特异杀死癌细胞），最后把这些"杀伤性免疫细胞"输回患者体内。20 多年前有报道开始说 LAK 细胞疗法有一定效果，但是副作用比较强，后来的大规模临床试验证明了 LAK 细胞疗法无效，因此被淘汰。

第二代就是 CIK 细胞疗法，CIK 细胞中文全称是"细胞因子激活的杀伤细胞"，看名字就知道它其实和 LAK 细胞非常像。它也是从患者或者患者亲属外周血中提取免疫细胞，体外激活以后输给癌症患者。最主要的区别是体外激活细胞的时候除了用人"白细胞介素 -2"，还加上了一些别的因子。和 LAK 细胞疗法比，理论上 CIK 细胞疗法得到的"杀伤性免疫细胞"更多更强。但到目前为止，没有任何大规模临床试验证明 CIK 细胞疗法抗癌有效。

第三代是 DC-CIK 细胞疗法，全称是"树突状细胞 - 细胞因子激活的杀伤细胞"混合疗法。它和 CIK 细胞疗法相比，除了往患者体内输入"杀伤性免疫细胞"，还同时输入一种叫"树突状细胞"的东西。树突状细胞因为长得像树杈而得名，是免疫系统很重要的一部分。树突状细胞并不直接杀死细胞，它的作用是告诉别的免疫细胞去杀什么细胞，有点像带警察抓犯人的警犬。在DC-CIK细胞疗法中，树突状细胞会先和肿瘤细胞混合，算是"闻闻味道"，然后在体外把这种树突状细胞和"杀伤性免疫细胞"一起输回患者体内，理论上杀死癌症细胞的能力应该更强。可惜到目前为止，和CIK细胞疗法一样，没有大规模临床试验证明DC-CIK细胞疗法对抗癌症有效。

第四代是我前面专门讲过的CAR-T细胞疗法，全称"嵌合抗原受体T细胞免疫疗法"。对白血病、淋巴癌、多发性骨髓瘤的临床试验结果看起来让人十分振奋，其在美国已经上市，在中国也于2021年6月获批上市。具体原理和操作请看前面的文章，这里就不详细讲了。

第五代是更新的免疫细胞疗法，包括基因编辑的CAR-T细胞疗法，基于非T细胞（比如自然杀伤NK细胞、巨噬细胞等）的免疫疗法。

"魏则西事件"前，在中国一直流行的是第二代的CIK细胞疗法和第三代的DC-CIK细胞疗法，这些都是十多年前就开始在欧美尝试然后被放弃的，目前为止没有任何大规模临床试验证明它们有效。大家去查询权威的临床试验数据库，会发现目前登记在案的，仍在进行的CIK相关的临床试验几乎全部在中国！这正常吗？！

CIK或者DC-CIK细胞疗法并不是来自中国的发明，美国人最早尝试了很多年，但是区别在于美国临床试验失败后没法上市就只能放弃了。

科学上讲为什么CIK细胞疗法效果不佳呢？

两个主要原因：一个是靶向性不明，另一个是癌症的免疫抑制。

CIK 细胞疗法的本质都是向患者输入大量的免疫细胞，并希望它们能够杀死癌细胞。但是这有一个很大的问题：靶向性不明。

杀伤性免疫细胞的作用是很广的，它们要杀细菌、杀病毒、杀各种各样出了问题的细胞，总之，绝大多数都不是用来杀癌细胞的。因此，虽然 CIK 或 DC-CIK 细胞疗法给患者输入了大量的免疫细胞，但其中真正能对肿瘤细胞起作用的微乎其微，效果自然很有限。这就像我们想装修房子，请来了 100 个工人，结果 99 个都是专业技校毕业开挖掘机的，技术水平高是高，但是不对路，没用！

第三代 DC-CIK 细胞疗法的出现在一定程度上就是为了增加 CIK 细胞疗法的靶向性：希望通过树突状细胞的指引，让免疫细胞更有效地杀死癌细胞。但不幸的是，临床上 DC-CIK 细胞疗法看来效果也是很有限，因为它也无法突破 CIK 细胞疗法的第二个瓶颈：癌症的免疫抑制。

绝大多数癌症细胞在刚出现的时候就会被免疫系统识别并清除，被彻底"扼杀在襁褓中"，这就是身体对癌症的免疫监控。这非常重要，要不然人类得癌症的时间可能得提前几十年了。但是突然有一天进化出了一个癌细胞，它很好地伪装了自己，告诉免疫系统："自己人！别开枪！"这样的癌细胞逃脱了免疫监控，才能形成癌症。因此所有癌症都进化出了一套避开免疫系统识别的办法，这就是癌症的"免疫抑制"。有了"免疫抑制"，无论你输入多少免疫细胞，它们都无法识别癌细胞，也就没用了。

由于以上两个主要原因，靶向不明加上癌症对免疫系统的抑制，导致 CIK 细胞疗法或者 DC-CIK 细胞疗法对患者无效。

最近几年，临床上证明有效的两类免疫治疗手段恰恰是针对这两个因素开发的：第一类是 CAR-T 细胞疗法，它解决了第一个靶向问题，直接让免疫细胞像导弹一样打向癌细胞；第二类是免疫治疗药物（"免疫检验点抑制剂"），它专门阻断癌症细胞的免疫抑制，因此解决了第二个问题。

CIK、DC-CIK 细胞疗法并不是伪科学，但是很多临床试验已经证明它们单独使用无效，现在我们也慢慢知道了原因。从科学理论上来说，CIK 细胞或 DC-CIK 细胞和阻止癌症免疫抑制的药物（比如 PD-1 抑制剂）结合应该会有更好的效果。最近查询临床试验数据库，发现中国已经开展了几个 CIK 细胞疗法 +PD-1 免疫疗法联合使用的临床试验，期待试验结果，希望有好消息。沉迷于用无效的"免疫治疗"来创收是很糟糕的，治愈哪怕一位癌症患者带来的成就感和社会价值岂是金钱可比。

# 神奇病毒，治愈最恶性癌症真的不是梦

2015 年 3 月，从菠萝的博士母校——美国杜克大学传出了惊人消息！

一批脑瘤（神经胶质瘤）晚期患者在手术、化疗、放疗都失败了以后，癌症复发，几乎被判"死刑"，最多只能活几个月。无奈之下，死马当活马医，他们加入了一种新型病毒疗法的早期临床试验。

结果一鸣惊人，第一位接受这个治疗的女孩已经活了超过 3 年，而且体内癌细胞已经完全消失。

她，可能被治愈了！

杜克脑瘤中心主任 Henry Friedman 说："毫无疑问，这是我从事脑瘤研究 34 年以来，看到的最有希望治愈神经胶质瘤的疗法！"

要知道，杜克大学医院是世界最好的脑瘤治疗中心之一，著名的前美国参议员肯尼迪得脑瘤后，调查了全美所有医院，最后选择来杜克进行治疗，实力可见一斑。

Friedman 说出这样的话，证明了这个疗法效果有多么惊人。

这个病毒疗法是真正意义上的"脑洞大开"！简单来说，第一天给患者做手术，往肿瘤里插入一根空心的管子，然后第二天把特制的病毒通过管子直接慢慢滴进去。患者只需要接受一次治疗，打病毒时无须麻醉，无须化疗，也无须放疗。

美国CBS[1]电视台最近专门做了长达一个小时的纪录片来讲这个故事，题目就叫作：Killing Cancer（杀死癌症）。

节目播出后，杜克大学医院和主治医生的电话被打爆了，全美国乃至全世界的大量脑瘤患者都想加入这个临床试验。

为什么这个脑洞大开的"病毒疗法"如此令人激动？它背后究竟是什么科学原理？别着急，菠萝给你一一道来。


### 脑瘤药物研发之痛

神经胶质瘤是最常见脑瘤，也是最恶性的肿瘤之一。已有的治疗办法，无论是手术、放疗、化疗，还是靶向药物，对这个疾病效果都非常有限，多数患者从被诊断到去世仅仅12～14个月，极少有患者能存活超过5年。

抗癌药物对脑瘤普遍效果不好，有一个非常重要的原因是绝大多数药物通过不了"血脑屏障"（blood brain barrier）。

血脑屏障是大脑的防火墙，它的主要功能是防止血液中乱七八糟的物质进入大脑，保障大脑处在安全的微环境中。

听起来是非常高级的功能，但这个特性对开发针对大脑的药物来说简直是噩梦，因为多数药过不了血脑屏障，所以完全没用。因此，对原发性脑瘤或脑转移的肿瘤，目前有效的药物非常少。而且，科学家对血脑屏障的了解还很少，完全无法预测哪些药物能穿过，哪些药物无法穿过，考虑到开发抗癌新药成本极高，药

---

1　CBS: Columbia Broadcasting System，哥伦比亚广播公司。

厂大多时候就直接放弃了一些药物在脑瘤中的试验。

疯狂执着的科学家对脑瘤没有好的药物咋办？只能独辟蹊径了。杜克大学医学院的神经外科系教授 Matthias Gromeier 决定试试溶瘤病毒。

溶瘤病毒是指一大类能选择性裂解癌细胞的病毒，它一方面能直接感染并杀死癌细胞，另一方面还能激发免疫反应，吸引更多免疫细胞来继续杀死残余癌细胞。

但 Gromeier 教授有点疯狂，因为他决定用的是：脊髓灰质炎病毒！

这玩意儿是啥？是导致小儿麻痹症的元凶。人类从 1950 年开始就拼了命想把它从地球上消灭，现在居然有人想故意打到患者身上？（没听说过这个病？往下看！）

世界上不少人做溶瘤病毒，但绝大多数都在用比较安全、本身不致病的病毒，比如腺病毒。

Gromeier 决定不走寻常路，以毒攻毒，用最凶狠的病毒去攻击最恶性的肿瘤！

Gromeier 当然不是疯子，他选择使用脊髓灰质炎病毒攻击脑瘤，有一个重要原因，那就是该病毒天生就喜欢感染中枢神经细胞。

小儿麻痹症是什么？就是脊髓灰质炎病毒侵入运动神经细胞后大量繁殖，神经被破坏后，导致人体肌肉萎缩，以致瘫痪。脑瘤作为神经系统的癌症，正是脊髓灰质炎病毒喜欢的"小鲜肉"。

当然，脊髓灰质炎病毒是不能直接给患者用的，因为它会破坏正常神经细胞，没人愿意被治好了脑瘤，然后瘫痪了。

于是，Gromeier 花了一些时间来研究如何让脊髓灰质炎病毒只感染并破坏癌细胞，而不影响正常细胞。说起来容易，这个"一些时间"是多久呢？

15 年！

这里必须要给他手动点赞：科学家精神，耐得住寂寞，厚积而薄发！

科学上来讲，他对这个病毒主要干了两件事儿：

第一步，他去掉了脊髓灰质炎病毒中最关键的控制病毒复制的基因，这样病毒就失活了，安全倒是安全，但这样的病毒也无法杀死癌细胞，咋办？

第二步，他又机智地往这个安全的病毒里面转入了一个"鼻病毒"的基因元件。"鼻病毒"是造成一般感冒的最常见病毒，危险性小，它的这个元件有个最大的特点就是在癌细胞里面活性很高，在正常细胞里面活性很低。所以引入失活的脊髓灰质炎病毒后，就做出了一个不影响正常细胞、只喜欢在癌细胞里繁殖、并杀死肿瘤细胞的"杂交溶瘤病毒"。

没看懂？我来打个比方。

从前有一只老虎（脊髓灰质炎病毒），我们想派它去鸡窝（正常细胞）里面抓搞破坏的老鼠（癌细胞）。放只野生老虎进鸡窝结果可想而知，老鼠没抓到鸡已经没了。

于是第一步，我们先去掉老虎的大脑，把它搞成"无公害老虎"，它不吃鸡，但也没法抓老鼠，咋办呢？

第二步，我们把猫的大脑移植到这个"无公害老虎"身上，于是，一头长相凶猛，爪子锋利，但一心只想吃老鼠的杂交动物就出现了！

来之不易的结果现在看来，制造这个"猫科杂交动物"是非常英明神武的，因为它在脑瘤里面效果惊人。但事实上，使用脊髓灰质炎病毒这个决定让 Gromeier 教授付出了巨大的代价，因为几乎所有人都认为这个东西太危险，不靠谱。

从他开始做这个病毒，到我们看到结果，他花了几十年！在这些年中，他申请不到太多研究经费，发不了太惊人的文章，在杜克大学也只是带着很小的团队在很小的试验室里面默默地做。我在杜克大学读书的时候甚至都没听说过这个人。

说回这个病毒疗法的故事，Gromeier 教授把"杂交病毒"做好了，没想到又遭遇了更严苛的挑战。当他想把这个病毒推向临床，在患者身上测试的时候，由于这玩意儿太新颖，且深知脊髓灰质炎病毒的厉害，FDA 非常担心它的安全性，所以无情地拒绝了他的申请。

FDA 站在大众健康角度，这个担心并不多余，为了说服 FDA，Gromeier 教授被迫做了长达 7 年的动物安全试验！整整 7 年！小鼠、大鼠、猴子……最终各种动物结果都证明这个杂交病毒是有效且安全的。

2011 年，FDA 终于开了绿灯，允许这个病毒进入"最严重，其他治疗都彻底没希望"的脑瘤患者体内进行测试。

在合适的时间，合适的地点，Stephanie Lipscomb 的脑瘤复发了，无药可治，只有 20 岁的她不愿意放弃，成为第一个吃螃蟹的人，结果，她成了最幸运的人。

如果说 CAR-T 让整个血液癌症领域为之一振，那这个杂交溶瘤病毒可能会让某些实体瘤领域为之疯狂。

### 病毒疗法的风险

菠萝个人非常看好溶瘤病毒这类治疗方式，但作为科研工作者，还是有责任和义务告诉大家这个新型疗法背后存在的风险和应该谨慎的地方。

个体差异：对不同人疗效可能会很不同。有 22 位脑瘤患者接受了这个病毒治疗，虽然有 Stephanie 这样疗效惊人的例子，但也有 11 位患者已经去世。CBS 的纪录片中也真实展现了一位治疗无效而去世的患者。因此，现在还无法判断到底有多少脑瘤患者能被"治愈"，或者至少从中获益。

剂量控制：这个病毒最大的风险在于剂量控制。太少病毒可能没用，太多病毒会引起太强的免疫反应，非常危险。由于该病毒激活免疫系统实在太有效，过量病毒会在大脑中形成不可控的严重炎症反应，甚至直接导致患者死亡。存活的 11 位患者很多都是低剂量组，而去世的 11 位患者很多都是高剂量组。

免疫清除：病毒疗法基本是一锤子买卖，只能治一次，无法重复给药。原因是病毒第一次进入体内后，会被免疫系统识别并记住，下次再注射同样病毒的话，身体免疫系统很快就会清除病毒，这是身体防止重复感染的保护机制，也是疫苗工作的原理。因此，如果病毒疗法第一次效果不佳，一般无法再尝试。

副作用：我们对这个病毒疗法的副作用了解得还不够充分。虽然这个病毒喜欢杀死癌细胞，但其实它也会感染很多正常细胞。脑瘤有个很特别的地方就是它是局部肿瘤，病毒直接注射到脑子里面一般不会跑到身体其他地方去，但如果在其他类型的肿瘤中应用这个病毒，比如胰腺癌、肝癌，或者肺癌，那就必须测试出病毒能扩散多远，是否影响癌症周边的正常器官。

应用推广：理论上，这个病毒能够感染很多不同种类癌症，能对很多癌症类型起效，但直到我们真正看到临床患者数据之前，一切还是未知数。

### 菠萝最后说

病毒疗法本质上也是免疫疗法的一种，免疫疗法之所以让人兴奋，除了副作用小，效果好之外，更是因为它有可能真正地治愈患者，让癌细胞彻底消失，而不只是缩小肿瘤，延长寿命。

从 CAR-T、PD-1/PD-L1，到溶瘤病毒。无论从科学理论上，还是有限的临床结果来看，这类基因改造过的溶瘤病毒都有希望从根本上改变癌症治疗的方式，让我们拭目以待吧。

# 砒霜是抗癌靶向药物，你信吗

### 科学研究砒霜

说砒霜是好东西，武大郎肯定第一个不同意。

但任何事情都有两面性。谁能想到，一个用了上千年的毒药，在 21 世纪居然成了一个优秀抗癌药物！

砒霜，化学名是"三氧化二砷"，各种古装电视里，它和鹤顶红几乎是毒药的代名词。但在中国传统中医里，有时会用低剂量的砒霜来"以毒攻毒"。

比如，有民间中医用砒霜＋轻粉＋蟾酥，三毒混合，治疗癌症，偶尔有效，多数时候无效，而且一不小心就会毒死患者。

上千年来，中国传统中医不断实践，想找到规律，但没有突破。直到懂科学研究的中国科学家出现。

20 世纪 70 年代，张亭栋，一位既学传统中医，又学现代医学的大夫，通过观察和一些科学的研究方法，从"以毒攻毒"的中药乱炖里，摸索出三氧化二砷才是真正有效成分，单独使用，就可以治疗某些白血病。

原来使用了无数年的轻粉和蟾酥，真的只是毒药，带来严重的副作用，毫无疗效。

真正有用的是砒霜。拨云见日，一锅乱炖的毒药，终于有些眉目了。

很可惜，这些早期研究发表在影响力很低的中文杂志上，国际上无人知晓，也没有改变太多患者命运，直到后来，国际多个团队，包括陈竺、陈赛娟团队通过科学方法，对砒霜治疗白血病进行更进一步的科学研究，终于出现了突破性进展！

他们研究发现，砒霜并不能治愈所有癌症，而是只对一种罕见的白血病，急性早幼粒细胞白血病（acute promyelocytic leukaemia，APL），有奇效！

近几年的大规模临床试验发现，使用三氧化二砷和全反式维甲酸联合治疗 APL，效果比标准疗法（化疗＋全反式维甲酸）更好，响应率接近 100%，2 年生存率达 99%！

三氧化二砷和全反式维甲酸联合使用，已经成为很多 APL 患者的标准疗法。

砒霜，在中国糊里糊涂用了上千年。当插上现代医学的翅膀，尤其是对白血病进行准确分型，并设立严格对照试验后，终于实现了精准医疗。


### 砒霜是个靶向药

为什么砒霜对急性早幼粒细胞白血病如此有效？而对别的癌症，甚至别的白血病都无效呢？这确实是个非常奇怪的事情。

受到"以毒攻毒"传统思想的影响，大家一直都把砒霜当作化疗药物。但这显然无法解释它疗效的特异性。

来自中国的陈竺、陈赛娟院士团队率先回答了这个问题。

2010 年，他们在顶尖的《科学》杂志发表文章，阐明了砒霜治疗 APL 的机制。

原来，砒霜居然是个专门攻击 APL 癌细胞突变基因的靶向药物！

砒霜，一个老古董，怎么可能是个靶向药物？！回答这个问题之前，先简单了解一下急性早幼粒细胞白血病（APL）的分子机制。APL 早就被发现，但基因测序被发明后，人们才知道这种罕见的白血病是由一种叫 PML-RARα 的融合突变引起的。

PML 和 RARα 是两个独立的蛋白，平时分别待在 15 号和 17 号染色体上面，井水不犯河水，距离就像成都和东莞一样远。不知道什么原因，偶然有人的血细胞里，15 号和 17 号两个染色体会断裂，然后重新组合，搞出一个 t(15；17) 融合染色体（图 3-6）。在这个过程中，PML 和 RARα 两个蛋白意外结合到了一起，创造出了一个全新的融合蛋白：PML-RARα。

PML 和 RARα 两个蛋白本身都不致癌，但融合蛋白结合了它俩的特性，变成非常强的致癌基因。

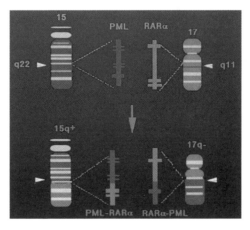

图 3-6　急性早幼粒白血病染色体重组示意图

PML–RARα 融合蛋白，直接导致了急性早幼粒细胞白血病。所以，要治疗 APL，最直接也是最好的办法就是抑制 PML–RARα 融合蛋白！

砒霜，正是这样一个特异的 PML–RARα 融合蛋白抑制剂！有些时候，咱们不得不感叹自然的神奇。中国科学家发现，砒霜能够特异地结合在融合蛋白的 PML 部分，然后抑制它的功能，导致癌细胞死亡。值得一提的是，另一个治疗 APL 的优秀药物，全反式维甲酸，也是一个针对 PML–RARα 的天然靶向药物，只不过，它结合的是 RARα 部分。

砒霜结合 PML，全反式维甲酸结合 RARα，两个针对 PML–RARα 融合蛋白的靶向药物，一个像手铐，一个像脚铐，同时使用，彻底锁死融合蛋白。这就是为什么"砒霜 + 全反式维甲酸"混合疗法对 APL 有效率会接近 100%。

确实是神药组合。

砒霜，或许要算是人类使用的第一个抗癌靶向药物。

只不过，这是自然的馈赠。


## 患者的胜利

这是中国传统中医的胜利吗？

我不敢苟同。在我看来，砒霜的故事，和青蒿素几乎一模一样：严谨的现代科学研究，让我们从传统药方里淘出了宝贝，最终惠及全世界患者。毫无疑问，砒霜是从中药里淘出来的，也是中医首先尝试了用砒霜来治疗癌症。所以，全世界都应该承认，并感谢中医尝试并记录了这个药方。但传统中医没有胜利。因为在传统中医理论的指导下，砒霜使用了上千年毫无进展。而现代医学研究，短短时间就带来了巨大突破，实现了精准医疗，被全世界广泛承认和使用。

如果没有现代医学，砒霜依然在和其他剧毒药物一起混合使用，带来很大副作用，无人知道砒霜才是唯一有效的成分。如果没有现代医学，砒霜依然在大量不该使用的癌症患者身上盲试。因为传统中医的疾病分类里，没有"急性早幼粒细胞白血病"。如果没有现代医学，砒霜怎么起效的依然是个谜。因为传统中医里，没有分子生物学，没有基因突变，更没有 PML-RARα 融合蛋白。我衷心地希望从中药里淘出更多宝贝。但就事论事，我们承认传统中医的贡献，但也要认清它的局限。毫无疑问，和青蒿素一样，支持中医和反对中医的双方又会为了砒霜争论不休，而且绝不会有结果。因为心理学研究早就发现，所有人都认为自己最理性，看到的证据最全面，结论最正确。一旦站队，无论看到多少相反的证据，几乎不可能改变。

但其实无所谓，真相只有一个。在历史长河中，错误的观点总会淡出舞台。青蒿素也好，砒霜也罢，患者才是最大赢家！

# 癌症疫苗，离我们还有多远

从婴儿出生开始，每个人都会接种一系列的疫苗——水痘疫苗、乙肝疫苗、肺结核疫苗、小儿麻痹疫苗、脑膜炎疫苗等那些曾经很恐怖、病死率极高的疾病，因为疫苗的出现而变得不再可怕。

我和很多人一样，都有一个梦想：每个婴儿出生后就能接种"癌症疫苗"，从此家人不再担忧。

这有可能吗？

要回答这个问题，先得讲讲什么是疫苗。

疫苗之所以有效，是因为它利用的是人体免疫细胞的记忆功能：就像圣斗士不会被同一招数击倒两次一样，人通常情况下不会被同一种病毒或者细菌击倒两次。

很多人小时候都出过水痘，这是由水痘－带状疱疹病毒引起的急性疾病，症状是发烧、起疹子。但所有人都知道，一旦出了水痘，退烧后，这一辈子都不会再得水痘了。为什么呢？因为免疫系统记住了病毒，以后见一次杀一次。

人第一次被水痘病毒感染后，免疫系统没什么反应，因为没见过啊！所以病毒得以在体内大量繁殖，等免疫系统发现的时候，病毒已经很多，势力很强大了。没办法，这个时候免疫系统只好和病毒展开了大规模、全方位、立体式战争。发烧、起疹子等症状就是这两军斗争的过程。最后当然是免疫系统胜利，成功清除了病毒。但大自然的巧妙设计不仅如此：免疫系统在战争过程中同时牢牢记住了这种病毒的样貌特性，一旦有任何水痘－带状疱疹病毒再次侵入人体，免疫系统就会迅速应答，把它扼杀在萌芽中，因此人一辈子都不会再得水痘了。第一次得水痘的过程，就是人获得对水痘－带状疱疹病毒终身免疫的过程。

当然，没人希望各种病都得一遍再终身免疫，受罪不说，有些病还是致命的，没有第二次机会。所以科学家发明了疫苗。疫苗通常是失活的病原体（病毒或者细菌）。疫苗不致病，但长得和真正的病原体几乎一模一样，有点像一个模型。这种模型足以引起免疫反应，所以小孩子接种疫苗后经常发烧。而且关键是疫苗也会引发免疫记忆，因此等真的病原体出现的时候，免疫系统会迅速进行识别并清除，就如同得过这种病一样。

因此，能否开发出有效的癌症疫苗，关键在于能不能找到某些方面和癌细胞很像，能引起免疫反应和免疫记忆，但是又不导致癌症的"癌细胞类似物"。

首先可以肯定的是，不会有"广谱癌症疫苗"，也就是说不会有一种疫苗能预防所有癌症。因为如我之前所说，癌症实际是几百种乃至上千种疾病的集合体，每种癌症都不一样，不可能有一种疫苗能预防所有的癌症，就像不可能有一种疫苗能预防所有病毒感染一样。每个癌症疫苗必然只能针对某一类癌症或者某一种基因突变。

现在美国有3种已上市的癌症疫苗。按照接种疫苗的时间是在得癌症前还是得癌症后，癌症疫苗分两种，一种是"预防性疫苗"（接种以后能防止癌症发生），另一种是"治疗性疫苗"（在癌症发生后，用于防止癌症进一步发展和复发）。现在批准的3种疫苗中有2种是预防性疫苗，分别是预防肝癌的乙肝病毒疫苗（80%的原发性肝癌由乙肝病毒导致）和预防宫颈癌的人乳头瘤病毒疫苗（几乎100%的宫颈癌都是人乳头瘤病毒导致的）。这两个疫苗很有效，但其实严格来说应该算是病毒疫苗，而不是我们想象的癌症疫苗，只是因为这两种病毒和癌症关系非常密切，所以被冠以"癌症疫苗"的称谓，也算是炒作概念吧！

第3种疫苗，是第一个FDA批准的真正意义上的癌症疫苗：针对前列腺癌的"治疗性疫苗"Provenge。但这个疫苗虽然顶着光环被FDA批准，效果却不是很理想：患者接种疫苗后平均存活时间只延长了4个月。加上这些年出现了治疗前列腺癌的几个革命性特效新药，包括Zytiga和Xtandi，使用Provenge的患者大幅减少，生产它的公司（Dendreon）后来宣布破产。当年无数光环，今日黯然出局，不禁让人扼腕叹息。有趣的是，这个产品2017年被中国公司以8.19亿美元的价格收购，2020年11月在上海开展了首例患者治疗。除去被批准的3种疫苗，现在美国还有上百种各式各样的癌症疫苗在临床试验中，和Provenge类似，它们都用某一种癌细胞类似物（很复杂，这里不多说）来引起免疫反应和免疫记忆。比较受关注的是一种叫GP2疫苗的新型乳腺癌疫苗。它能激发人体内针对HER2蛋白的免疫反应。HER2是一些乳腺癌细胞特别高表达的一种致癌蛋白。在2020年底公布的2期临床试验结果中，它让手术后的一批适用这个疫苗的乳腺癌患者，5年的无疾病生存率（disease free suvival, DFS）达到了创纪录的100%！也就是没有患者复发。对照组的这个数据为89.4%，虽然也不错，但显然和 100% 有差距。虽然这还不是 3 期的大型研究，但这样的数据确实证明了新型疫苗的潜力。

有意思的是，由于以往癌症疫苗成功率极低，风险巨大，癌症疫苗的研发目前几乎全是小生物技术公司在进行，多数大药厂都还处于观望状态。但是我相信和最新的免疫疗法新药一起使用，会极大增加某些癌症疫苗的效果，大药厂已经有动作重新介入这个领域。

目前几乎所有临床试验的癌症疫苗都是"治疗性疫苗"（表3-1），用于癌症发生以后防止癌症复发。但是很显然，和传统疫苗一样，预防性疫苗才应该是我们的终极目标。除与病毒相关的疫苗外，以后是否会有婴儿就能接种的预防性癌症疫苗？

目前临床试验上肯定还没有，我也没有听说哪个公司有这个狂热的想法，但我没有水晶球可以预知未来。从纯科学角度来讲，随着我们对肿瘤基因组和免疫系统工作原理理解的增加，开发针对某些癌症或某些突变的预防性癌症疫苗还是可能的。但预防性癌症疫苗的开发面临一个很现实的困难：如何做预防性癌症疫苗的临床试验？多数癌症的发病人群在 50 岁以上，如果婴儿接种疫苗，那就要求做一个长达 50 年以上的临床试验，才能验证疫苗是不是有效果！这显然是不现实的。针对这个难题至少有 3 条路可走：开发早期检测疫苗效果的方法；推迟接种癌症疫苗的时间，癌症 50 岁以后才高发，也许可以 40 岁或 45 岁才接种疫苗；开发针对青少年或者年轻人常发癌症的疫苗，比如某些淋巴癌和脑瘤。

总之，随着癌症免疫疗法的发展，癌症疫苗领域应该会出现一些令人鼓舞的新星，即便只有治疗性疫苗，如果它们能有效防止癌症扩散和复发，也将是临床治疗上革命性的突破。

表 3-1　研发中的癌症疫苗（部分）

| 疫苗名称 | 公司 | 癌症类型 | 临床试验 | 备注 | 疫苗类型 |
|---|---|---|---|---|---|
| NeuVax | Galena | 乳腺癌 | 3 期 | 针对 HER2 阳性癌症 | 分子治疗性 |
| Rindopepimut | Celldex | 神经胶质瘤 | 3 期 | | 分子治疗性 |
| Stimuvax | Merck & Oncothyreon | 多种恶性肿瘤 | 3 期 | 2012 年肺癌 3 期失败 | 分子治疗性 |
| GV1001 | Kael-GemVax | 肺癌 | 3 期 | 2014 年胰腺癌 3 期失败 | 分子治疗性 |
| GSK1572932A | GSK | 肺癌 | 3 期 | | 分子治疗性 |
| TG4010 | Transgene | 肺癌 | 3 期 | | 分子治疗性 |
| IMA901 | Immatics | 肾细胞癌 | 3 期 | 针对有癌症转移的患者 | 分子治疗性 |
| Imprime PGG | Biothera | 结 / 直肠癌 | 3 期 | 针对无 KRAS 突变癌症 | 分子治疗性 |
| GSK2132231A | GSK | 黑色素癌 | 3 期 | | 分子治疗性 |
| Racotumomab | Recombio SL | 黑色素癌 | 3 期 | | 分子治疗性 |
| Allovectin | Vical | 黑色素癌 | 3 期 | | 分子治疗性 |
| Prostvac | Bavarian Nordic | 前列腺癌 | 3 期 | 针对有癌症转移的患者 | 分子治疗性 |
| ProstAtak | Advantagene | 前列腺癌 | 3 期 | 针对无癌症转移的患者 | 分子治疗性 |
| Algenpantucel-L | NewLink Geneticse | 胰腺癌 | 3 期 | | 细胞治疗性 |
| Tergenpumatucel-L | NewLink Genetics | 肺癌 | 3 期 | | 细胞治疗性 |
| Provenge | Dendreon | 前列腺癌 | 已上市 | 公司破产，产品前景未知 | 细胞治疗性 |
| DCVax-L | Northwest | 神经胶质瘤 | 3 期 | | 细胞治疗性 |
| DC-TC | California Stem Cell | 黑色素瘤癌 | 3 期 | 针对有癌症转移的患者 | 细胞治疗性 |
| AGS-003 | Argos Therapeutics | 肾细胞癌 | 3 期 | 针对有癌症转移的患者 | 细胞治疗性 |
| CVac | PrimaBioMed | 卵巢癌 | 2/3 期 | | 细胞治疗性 |

# 心情好，抗癌效果才更好

民间经常说有"癌症性格"：如果一个人经常怨气冲天，尤其是情绪抑郁，爱生闷气，或者遇到极小的事就焦虑不安，心情总处于紧张状态，那就更容易得癌症。在科普的时候，我也经常被问到：压力大是不是致癌因素？

长期情绪不好的人，真的更容易得癌症吗？

是的，确实如此！

压力和癌症的关系已经不只是民间传说，而是被越来越多研究证实：如果情绪消极，长期焦虑抑郁，不仅患癌的风险确实会提高，但最近也有大数据发现，两者关系不那么显著。

但比较明确的是，对于已经患癌的人，心情和压力很重要，因为它和治疗结果密切相关。癌症患者很多都有情绪压力，比例是普通人群的4倍以上！长期处在情绪压力下的癌症患者，与心态平和的患者比起来，肿瘤复发率更高，生存率更低。

2024年5月，我的好朋友，湘雅二医院的吴芳教授团队在顶尖的《自然·医学》杂志发表了一篇重磅论文，证实了情绪压力与癌症的免疫治疗效果密切相关。

通过心理测试量表，他们观察研究了200多位准备接受免疫治疗的非小细胞肺癌患者，其中约一半有焦虑或抑郁问题，另一半则没有这类心理问题。结果非常让人震惊：治疗前就有情绪压力的患者，生活质量更差，治疗效果更差，而且活得也更短！

免疫治疗的客观有效率，对照组是 62.1%，压力组只有 46.8%；

活过一年患者的比例，对照组是 80.8%，压力组只有 70.4%；

活过两年患者的比例，对照组是 64.9%，压力组只有 46.5%。

从图 3-7 可以看出，中位无进展生存率差异更显著，对照组是 15.5 个月，而压力组只有 7.9 个月，差了 1 倍！

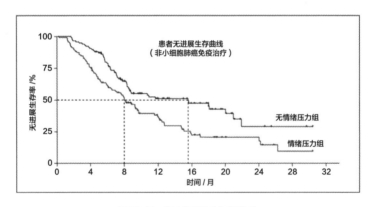

图 3-7　患者无进展生存曲线

有情绪压力的患者，不仅活得更短，而且活得更差。

焦虑抑郁的患者，更容易出现疲倦、疼痛、呼吸困难、失眠、食欲不振和便秘等各种症状，无论身体功能、情绪功能、认知功能，还是社会功能评分都更低。

心情，真的非常影响抗癌效果！

问题来了，情绪压力到底是怎么影响癌症风险的呢？

主要是通过"神经—免疫"的互动通路。当出现情绪压力的时候，会激活下丘脑—垂体—肾上腺轴及交感神经系统，向身体释放出糖皮质激素、肾上腺素等激素。这些激素的一个重要功能，就是抑制免疫系统！很多对杀伤肿瘤细胞很重要的免疫细胞，包括免疫T细胞和自然杀伤细胞等都会被抑制。

大家肯定会问，情绪压力为什么要抑制免疫系统？其实，这是进化中对人的生存很重要的保护机制。

大家想想，在原始社会，一个人什么时候压力最大？当然是真正面临生死存亡的时候！比如，我们的祖先走在回家的小路上，突然迎面看到一只老虎！

这个时候唯一重要的事儿就是保命，所以大脑立刻开始分泌各种因子，对身体各器官的功能进行调整：神经和肌肉要优先保证能量供应，因为要提高反应速度，赶快跑路。但人体的能量是有限的，所以这会儿不重要的器官就得歇着，比如消化系统，现在吸收营养已经来不及了，然后就是免疫系统，比起对抗细菌和病毒感染，当务之急是先对抗老虎。没有人在被老虎吃掉的时候会想：还好，我免疫系统给力，没有发烧。

在现代社会，我们碰到野生猛兽概率很低，情绪压力却不少，很多因素都能触发，例如家庭的、工作的、社会的。

短期感到压力大并不要紧。事实上，时不时有点儿短期压力，比如要上台演讲，对刺激身体机能还挺好的。

真正的问题是长期压力。现在持续出现抑郁焦虑的人显著变多了，包括孩子。长期情绪压力，也就意味着免疫系统长期受损，自然身体容易出问题，失去对癌细胞的控制。

前面提到的研究也证实了，有持续情绪压力的肺癌患者，血液中的皮质醇浓度更高，这就是一种能强烈抑制免疫的应激性激素。这些人免疫治疗效果不好，也就可以理解了。

坊间经常说，有很多癌症患者是被吓死的。我以前觉得是耸人听闻，直到我亲自见到了几位平时很健康的人，在体检诊断肿瘤后，吃不下睡不着，不到两个月就去世的案例，我开始意识到，精神的力量真的太重要了！

大脑神经系统和免疫系统关系非常密切。精神垮掉了，免疫系统也就垮掉了，身体也就垮掉了。

吴芳教授团队的研究还有个很重要的结论，那就是治疗过程中，如果情绪压力得到缓解，效果会大大增加！

刚开始有压力的患者，如果能在治疗过程中逐渐缓解压力，那治疗有效率和一直都没有压力的患者是几乎一样的。

无论是对比免疫治疗的客观有效率，还是无进展生存期，这些压力得到缓解的患者都比压力一直持续的那组几乎高了一倍。

这告诉我们，癌症患者的心理疏导和科普教育非常重要！

刚被诊断为癌症的时候，患者短期出现心理和情绪波动是再正常不过了，但我们要努力的，是让这件事儿不要持续，不要变成长期压力，不要长期抑制免疫系统。

我非常同意论文作者的说法：最好的癌症治疗应该是"药物＋心理"的综合模式。

任何患者身边的人，如果能帮助他／她保持心情舒畅，那就是一种积极的治疗！我们不仅要化疗，还要"话疗"。医生的话术安抚，家人朋友的关心，都是非常重要的。

曾有个北京的好朋友问我，爸爸得了中期的癌症，自己想接爸爸到北京来找大医院看，但爸爸坚持想留在老家治，自己很矛盾，到底应该怎么办？

我问了一下情况，发现并不属于疑难杂症，有标准的治疗指南，所以我的建议是尊重老人选择，帮助他在老家找专家做规范治疗。老人在家乡亲戚朋友多，环境也熟悉，心情好，压力小，就相当于增加了一种免疫治疗！

前段时间我还和朋友聊到广西巴马。很多癌症患者会去那里，因为听说"水"和"地磁"不同，对身体很好。其实纯从科学角度，这些说法都是没有依据的。要说长寿，广西巴马人均寿命，或者80岁以上老人比例，都远没有上海和北京高。想看长寿老人，与其去广西巴马，不如来上海随便选个社区，老人管够。

但是，并不是说去巴马一无是处，因为那里已经成为一个患者社区。很多人在那里寻找伙伴，大家一起抱团取暖，获得心理支持和内心平静。如果去巴马能让大家的焦虑得到缓解，降低身体里皮质醇等激素的浓度，也的确可以带来积极影响，其实这就是所谓的"安慰剂效应"。

安慰剂效应，产生的是一种真实的效果。

缓解压力，也是科普最重要的意义之一。

肿瘤患者很多的焦虑和抑郁其实来自对疾病的不了解，大家以为癌症都是绝症，并不知道过去20年抗癌领域发生的翻天覆地的变化，不知道带瘤生存的人已经越来越多，不知道很多癌症成了慢性病。

以前我以为科普最大的作用，是给患者和家属带来实用的肿瘤治疗信息，比如该用什么药，该找什么医生。但科普了十多年，收到无数读者留言，我才发现癌症科普最大的价值，其实是缓解焦虑。

通过科普，让患者多了解癌症的真相，了解康复患者的故事，就不会那么恐慌。人只要不恐慌，不仅更容易做出正确的判断，避免掉入骗局，而且免疫力也会得到保护，治疗效果就会更好！

　　搞了半天，科普原来是提高免疫力的保健品！大家没事儿就多来点儿呗。

# 应该让癌症患者知道真相吗

每天我都会收到咨询癌症相关的邮件，渐渐发现，来信的人里，家属远比患者多："我妈妈刚查出××癌，我们都在想办法瞒着她，现在美国有什么新药吗？"

在中国，确诊癌症后，第一个得到消息的往往不是患者，而是家属。在震惊之余，家属面临的第一个难题就是："应不应该告诉她（他）实情？"很多时候我们选择隐瞒，胃癌成了胃溃疡，肺癌成了肺炎。瞒住患者后，家属开始和医生商量治疗方案，同时到处搜索信息，找专家进行咨询。我们都觉得是为了患者好，因为担心患者心理承受不了，想不开，做出错误的判断和决定。

隐瞒真的对患者好吗？

## 有趣的试验结果

讨论是否应该对患者隐瞒病情，首先需要问的是："患者自己想知道吗？"

带着这个问题，我曾做了个小试验：在两篇科普文章后面，我分别做了两次调查问卷，在一堆问题中各隐藏了一个看似不相关的问题。

第一份问卷：如果亲人查出癌症，你会告诉他（她）真相吗？

第二份问卷：如果你被查出癌症，你希望知道真相吗？

我一共收到2000多份答案，结果很惊人：

在亲人得病的时候，74%的读者选择向亲人隐瞒所有或者部分病情，只有26%选择告诉患者所有信息（图3-8）。

但如果换做自己生病呢？

高达85%的人都希望能知道所有信息（图3-9），自己身体自己做主！我预计到了这两者会有差别，但没有想到是26% vs 85%！如此巨大的落差。

85%选择自己做决定的读者里，有很多也选择不让亲人自己做决定，这是为什么？

如果隐瞒病情是担心患者承受不了，那为什么绝大多数人成为患者后，不怕自己崩溃？

为什么大家对自己心理承受力如此有信心？而对亲人毫无信心？将心比心，如果我们都希望知道真相，自己身体自己做主，是否也应该考虑用同样的态度对待我们最亲的人？

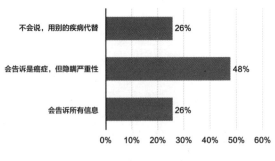

图 3-8　问卷一调研结果

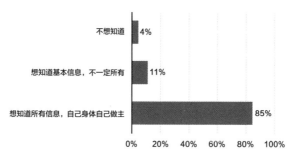

如果自己查出癌症，你想知道真相吗？

图 3-9 问卷二调研结果

**患者了解实情后会崩溃？**

绝大多数人之所以不敢告诉患者真相，是怕他们做傻事。其实这只是我们的猜想，事实怎么样呢？如果患者知道了真相，真的会有很多人想不开吗？会影响治疗效果吗？

对这些问题，最好的答案在美国。

在美国，医生绝不会对癌症患者隐瞒病情，因为美国 20 世纪 70 年代就颁布了《患者权利法案》，明确强调了患者享有"知情同意权"：

· 患者对疾病相关的诊断、治疗、预后等信息，享有知情权；

· 患者对于治疗、看护有接受或拒绝权；

· 患者在充分了解所有信息后，有自己判断利害得失的决定权。

简单来说，在美国，如果患者不知道自己病情，医生做任何治疗都是违法的。因此，美国医生已经习惯第一时间将病情和可能的治疗方案告诉患者本人，由患者自己决定如何治疗以及何时告知家人。在美国，反而是患者常常瞒着亲人，怕他们担心，默默自己治疗，与中国完全相反。

美国多年经验证明了，向患者坦白病情，没有出现想象中很多患者崩溃到做傻事的情况。

一时的情绪失控，不代表患者无法理性面对癌症。"癌症"两个字对任何人来说都无异于晴天霹雳，所有人一开始得知患病都会不知所措，头脑一片空白。接下去可能就是被恐惧、无助甚至是绝望的情绪所吞没……

但这些感觉都是很正常的，是人类遇到挫折时情绪释放的必经阶段。但这也是暂时的。随着时间流逝，几乎所有患者都能慢慢接受这个事实，逐步释放这些情绪，对治疗和生活做出自己理性的判断。当然，家人和朋友的关心很重要，能让这个过程更快一些，但应该给患者一些时间。

美国是世界少数立法强制要求医生告诉患者病情的国家之一，但同时，美国癌症生存率是世界领先的，这至少从侧面证明，第一时间给患者公开透明的信息，整体看来，并不会给治疗效果拖后腿。

大家可能要说，美国和中国文化差异很大，美国人或许心理承受力更强。那我们再来看看我们的东亚邻居日本。东亚地区，包括中国、日本、韩国以及中国台湾地区等，都有医生和家属联手"隐瞒病情"的传统文化。但日本从20世纪90年代开始反思这样做的价值，为此做了大量科学研究。

绝大多数日本的研究结果表明，患者应该被告知真相：

• 85%~90%的患者都希望知道真相（和之前我做的调查问卷结果一致）。

・这种选择与年龄、性别、教育背景、职业无关。

・这种选择与癌症早晚期无关，晚期癌症患者同样渴望知道真相。

・重要的是，对比试验表明，告诉患者实情，不会增加患者出现精神疾病，比如抑郁症、自杀倾向等的概率。刚才已经说过，短时间情绪失控很正常，也是必需的，这不是精神疾病。

正因为这些研究，越来越多日本医生达成共识，应该主动告知癌症患者实情，好多年过去了，现在这已经是主流选择。重要的是，日本的癌症生存率一直在提高。告知患者真相并没有带来大家担心的结果。


### 临终患者应该知晓实情吗？

一个更棘手的问题是：如果癌症患者治疗无效，病情进展已经无药可治，快到生命终点，应该告诉他们实情吗？这个选择要困难得多，全世界医生都在激烈争论，可能永远没有正确答案。

但我的态度仍然是，对绝大多数心智健康的患者，应该告诉，因为有一些研究结果表明：隐瞒弊大于利。

・绝大多数被调查的患者希望知道实情，以便完成未了心愿，安排身后事。

・隐瞒容易造成过度医疗，不仅增加花费，而且带给患者不必要的痛苦。对最晚期患者，进行舒缓疗法，提高生活质量，让生命体面走到最后本应该是更好的选择。如果患者不知实情，而家属不愿放弃，要求医生尽力抢救，会带来很多无效治疗。

・被隐瞒患者死在医院病床或手术台概率大大增加，而知道真相的患者很多在生命最后会选择回到熟悉的环境，在亲人陪伴下走完最后一程。

· 隐瞒患者会给很多家属带来长期负罪感。隐瞒病情后，患者如果在治疗中去世，或者去世前表达没有完成的心愿，或者治疗过程痛苦，都容易导致家属在患者去世后，长期处于后悔、自责等情绪中。

### 知情是生命的权利

由于上述种种原因，我觉得有独立思考能力、愿意掌控自己生命的患者，都应该有权第一时间知道真相。当然，任何事情都没有绝对。如果患者不愿知道结果，应该尊重；也有些人可能有精神疾病，或者没有独立思考能力（比如儿童），这种少数情况下，隐瞒是值得考虑的。

我知道，大家隐瞒病情的初衷都是为了帮助患者，但其他国家的长期实践和大量科学研究都证明隐瞒病情弊大于利。

告诉真相，把生命的决定权还给患者，同时也卸下家属和医生本不应该承受的压力。

# CTLA4 免疫疗法带来超级幸存者

## 超级幸存者

2002 年初，40 岁的约瑟夫·瑞克（Joseph Rick）被诊断为晚期黑色素瘤，一年多后，所有治疗宣告失败，癌症也已经转移到全身，他的体重从 200 斤降到 80 斤，生命岌岌可危。2003 年底，医生告诉了他实情，劝他回家做好最坏打算。于是 2003 年圣诞节，约瑟夫去给自己买了一块墓地。

13 年后，54 岁的约瑟夫依然活着，而且获得心理学博士学位，专门研究重症患者心理。

无独有偶，2004 年初，22 岁的莎伦·贝尔文（Sharon Belvin）正在准备自己的婚礼，就在这美好的一刻，她也被诊断为晚期黑色素瘤，并且已经肺转移。在接下来的几个月，她接受了所有可能的治疗手段，但效果都不理想，新的癌细胞到处滋生。医生告诉她，再活 6 个月的机会不到 50%。

12 年后，34 岁的莎伦不仅完成了婚礼，而且有了一对漂亮的儿女。约瑟夫和莎伦，两位曾被癌症宣判死刑的人，不仅还活着，而且非常健康，体内查不出任何癌细胞。这样的人，我们叫他们"癌症超级幸存者"（cancer super-survivor）。

给他们俩新生命的，是同一个新型免疫药物，叫 CTLA4 抑制剂，商品名叫 Yervoy。据估计，它已经治愈了超过一千名晚期黑色素瘤患者。

CTLA4 抑制剂，和 PD-1 抑制剂原理类似，都属于"免疫检验点抑制剂"。

免疫细胞是我们身体的保护神。有很多因素可以激活免疫细胞，让它能对抗各种病原体，清除体内坏死细胞，杀灭癌细胞等。但任何东西都是过犹不及，当免疫细胞过于活力四射的时候，容易误杀"围观群众"正常细胞。因此，机体进化出了一些机制，来平衡免疫系统，防止它使出"洪荒之力"。

CTLA4 和 PD-1 就是两个这样的蛋白，它们存在于免疫细胞上，是它们的"刹车"。

癌细胞知道了这个秘密，于是进化出了猛踩刹车的能力，用来逃避免疫细胞的追杀。"免疫检验点抑制剂"，无论是 CTLA4 抑制剂，还是 PD-1 抑制剂，都是为了释放被肿瘤踩住的刹车，让免疫细胞去碾压癌细胞。

现在 PD-1 药物火爆得一塌糊涂，几乎成了免疫疗法的代名词，但实际上，在 PD-1 显示疗效之前，2011 年 Yervoy 被 FDA 批准上市，才是真正新一代免疫治疗药物兴起的标志。

坦白地说，当 Yervoy 上市的时候，并没有掀起太大的波澜，比后来的 PD-1 药物 Keytruda 或者 Opdivo 差远了。很多专家都不看好 Yervoy，原因是它看起来实在不太像革命性药物。

### Yervoy 对部分患者有很强的副作用

Yervoy 的原理是激活免疫系统来对抗癌症。但是过度激活免疫系统是很危险的，可能造成严重腹泻、皮疹等"免疫副作用"。它们和化疗副作用不一样，但同样危险。在第一个 3 期临床试验中，60% 使用 Yervoy 的患者出现了免疫副作用，其中 10%~15% 是严重副作用，不少人无法坚持，只好退出了临床试验，甚至有 14 名使用这个药物的患者死亡，其中至少 7 名是由于免疫系统被过度激活。

### 效果看起来一般

临床试验中，Yervoy 治疗患者的中位生存率是 10 个月左右，而对照组是 7 个月左右。当时很多人下结论：Yervoy 能平均延长寿命 3 个月。这看起来非常一般。

见图 3-10 这个生存曲线图，黄色是治疗组（Yervoy + 化疗），蓝色是对照组（只用化疗），可以看出虽然黄色好一些，但好得不多。后来多项临床试验证明，使用 Yervoy 药物的患者，只有 25% 左右的人能活过 3 年。

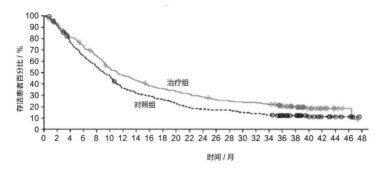

图 3-10　总生存期曲线图

疗效一般，而且副作用风险大，正是由于这两个原因，很多人不看好 Yervoy。

但随着时间推移，这个药看起来越来越有价值。一方面随着经验积累，副作用开始慢慢可控。但更主要原因是大量像约瑟夫和莎伦这样的"超级幸存者"出现了，这是以往任何药物都没有见过的！

当 Yervoy 上市的时候，3 年存活率是 25% 左右，对比化疗的 12% 有进步，但不惊艳。但谁也没有想到的是，十年过去了，使用 Yervoy 患者，存活率依然在 20% 以上！这从未见过！

从图 3-11 中可以直观看出，使用 Yervoy 免疫疗法，36 个月以后生存曲线是水平的，说明几乎没有患者死亡。换句话说，一旦突破 3 年这个坎，患者有极大机会能活到十年，多数被治愈了！

这才是免疫疗法真正厉害的地方！

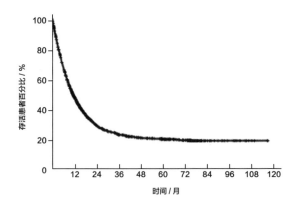

图 3-11　Yervoy 治疗生存期曲线图

历史上，晚期黑色素瘤患者 2 年存活率仅为 15%，而现在有一个新药，让患者十年存活率超过 20%。

146

这还只是个开始！

3 年后，PD-1 免疫疗法横空出世，彻底引爆了抗癌圈，因为它副作用更小，而且效果更好。更神奇的是，1+1>2，当使用 CTLA4 抑制剂 +PD-1 抑制剂的混合疗法时，黑色素瘤疗效再次提高了一个台阶。

对比 2 年生存率，CTLA4 抑制剂是 30%，PD-1 是 45%，而 CTLA4+PD-1 混合疗法高达 75%！

虽然现在还没有混合疗法的长期生存数据，但完全有理由相信，这里面会出现大量"超级幸存者"。现在，治愈黑色素瘤已经是个很现实的目标。但我们也要非常清楚，目前的免疫疗法对大部分癌症患者的效果还不好。科学家现在努力的方向，是找到更好的新疗法，或者更好地使用组合疗法来帮助更多的人。

有时候，只需要突破一个瓶颈。

2011 年，对付转移复发的恶性黑色素瘤，主流就是化疗，患者 5 年生存率是 10%。短短 5 年后，更多患者能长期存活。无论对黑色素瘤患者，还是医生来说，这都是梦幻般的 5 年。

现在，我们只希望更多患者，能尽快得到属于他们的梦幻 5 年。

# 美国前总统卡特是怎么被治好的

2015 年 12 月 7 日，美国各媒体突然同时关注癌症，原因就是前总统卡特发了个"朋友圈"，就一句话：

"我最近的 MRI 扫描显示，已经看不到任何癌细胞了。"

卡特是美国的第 39 届总统，很帅，在任的时候饱受争议，于是干了一届就被更帅的演员里根弄下台了。但是卡特在美国声望不低，因为他卸任后创立了"卡特中心"，为世界人权、公益做了很多事情，也获得了 2002 年诺贝尔和平奖。

2015 年 8 月，90 多岁的卡特宣布自己得了恶性黑色素瘤，并且已经肝转移，后来又发现有脑转移，大家都觉得希望渺茫了。

谁知不到半年，卡特就说自己的癌症没了！这真是一个大新闻，社交媒体上疯狂转载。

一个 91 岁老头，恶性黑色素瘤肝转移、脑转移，居然治了不到半年就把癌症治没了，而且治疗过程中精神状态良好，这是奇迹吗？！

卡特这事儿肯定是好消息，绝对的励志，非常值得庆贺。但同时我不认为是"奇迹"，因为"奇迹"暗示这是科学无法解释的事情。卡特这事儿，是科学和现代医学的胜利。

**美国总统得病用了什么疗法？**

手术 + 放疗 + 免疫疗法（PD-1 抑制剂）。

卡特的肿瘤主要在肝脏和脑部，于是他的主治医生决定手术切除肝脏的肿瘤，然后放疗脑部肿瘤，最后再用免疫疗法治疗巩固。经过 6 个月的治疗，他的癌细胞已经无法检测到，于是他宣布了这个消息。

有的伪科学文章说，手术、化疗、放疗都是谋财害命，不如吃红薯抗癌效果好。这下可好，美国总统得了癌症还是手术 + 放疗了，而且据我所知，卡特没吃红薯，效果居然还不错，这咋说？

**免疫疗法能治脑瘤了吗？**

脑部肿瘤很难治疗，一是因为手术不好做，怕伤到重要神经，二是由于血脑屏障，药物很难进入脑部。

那卡特这事儿是否说明免疫疗法能治疗脑瘤？还不行。

很多人都以为卡特得的是脑瘤，但其实不是，他是黑色素瘤转移到脑部，转移到脑部的肿瘤和脑瘤还是有区别的。

PD-1 免疫疗法目前治疗黑色素瘤，包括脑转移的黑色素瘤效果都还不错，但是对真正的脑瘤，比如神经胶质瘤效果依然不尽如人意。

**卡特的癌症被治愈了吗？**

现在不敢这么说。

你很难听到科学家或医生使用"治愈"这个词，因为科学训练让我们无比谨慎。卡特只是现在查不到癌细胞，但并不代表体内已经完全没有癌细胞了。有可能还有，只是现在技术手段查不到。一般来说，要至少跟踪 5 年，甚至十年都没有复发的话，医生才敢下结论说"可能治好"了患者。

但凡广告随意用"治愈""特效""秘方"这些词的，无非利用大众心理，99.99% 都是伪科学，大家要小心。


### 卡特为什么治疗效果这么好？

卡特疗效比较好，除有好的医疗团队和药物以外，和他的癌症特质也有关系，整体来说，他是属于晚期癌症里运气比较好的。

• 他体检规律，癌症发现得还算比较早。

• 他在 5 月就感觉身体不对劲，但到了 8 月才手术，其间并没有太多进展，说明肿瘤长得较慢（不少老年癌症患者的肿瘤生长都较慢）。

• 他肝部转移只有一个病灶，并且可以被手术完全切除。

• 他脑部转移病灶非常小，大概 2 毫米，放疗基本就搞定。

• 新的免疫疗法刚刚出现，正好对黑色素瘤效果最好。事实上，PD-1 疗法已经成功治疗了很多黑色素瘤患者，只是卡特的名声让他更受关注。

总而言之，规律体检，健康生活，积攒人品，大家如果都在 91 岁才发现癌症，治不治好都算成功！


### 免疫疗法在卡特治疗中起了多大作用？

前面说了，手术（肝部转移）和放疗（脑部转移）是处理掉卡特可见肿瘤的主要方法。免疫疗法在这个过程中起到的主要作用是杀死看不见的肿瘤细胞，同时防止复发。

这个功能，以前是靠"辅助性化疗"，也就是用化疗药物来杀死"可能存在，但看不见"的癌细胞。因为卡特当时已经 91 岁了，化疗不太适用，免疫疗法由于副作用小，成了最佳选择。

事实也证明，卡特接受免疫疗法后身体很正常，几乎没有副作用。

### 卡特的治疗给了我们什么启示？

我觉得下面 3 点非常重要。

· PD-1 抑制剂的副作用比化疗药物可控，能用于老年患者，即使 90 岁以上，这给以往无法使用化疗的这部分患者带来了福音。

· 有自己的信仰，勇敢面对癌症，积极寻求科学治疗方法，即使患有晚期癌症也是可以取得良好效果的。

· 希望更多选择了科学治疗方法的人能积极分享自己的故事，就像卡特一样。这不仅能鼓励其他正在和病魔斗争的人，也能避免更多的人被伪科学、庸医误导和毒害。

# 4

第四章

## 肺癌是癌症
## 第一杀手

# EGFR 突变肺癌的靶向药物治疗

"菠萝，我母亲不吸烟，但是最近被诊断为肺癌晚期，测序发现有表皮生长因子受体（epidermal growth factor receptor，EGFR）基因突变，靶向药是最好的药物么？进口的药很贵，我们能使用国产药物么？如果对药物产生了抗性怎么办？"

我经常收到类似的问题，于是决定写这一篇也许有点枯燥的文章，但我相信这对中国近 20 万 EGFR 突变肺癌患者和家属来说是有意义的。本文主要回答下面几个问题：

- EGFR 的突变有哪些？
- 肺癌检测出 EGFR 突变后有哪些药物可以选择？
- 国产的 EGFR 药物更便宜，但和进口的效果有差别吗？
- 如果出现了药物抗性怎么办？

**什么是 EGFR 突变？**

在过去 20 年开发出的诸多新型靶向治疗药物中，受益最大的癌症类型就是肺癌、白血病和恶性黑色素瘤。肺癌的治疗已经率先进入了"半个性化"治疗的阶段，效果更好且副作用更小的靶向药物正在逐渐取代传统化疗药物成为一线药物（一线药物指患者使用的第一种药物，现在一般是化疗）。肺癌患者根据癌细胞形态分为"小细胞肺癌"和"非小细胞肺癌"，约85%肺癌患者都是"非小细胞肺癌"。现在非小细胞肺癌患者或多或少都会做基因检测，来看看是否适用新型靶向药物，而非小细胞肺癌中最常见且有针对性靶向药物的突变就是EGFR突变。

现在中国好一点的肿瘤医院都有能力进行EGFR突变检测。之所以推广这个检测，是因为临床上已经证实，如果癌症有EGFR突变，使用EGFR靶向药物比化疗要好很多。有一点我特别想强调：比较抗癌药物的效果，不仅仅要比较患者肿瘤缩小速度和存活时间，生活质量的比较也同样重要。靶向药物和免疫药物的副作用较小，相对化疗来说，在提高患者生活质量上有巨大的优势。

正常EGFR基因对控制多种细胞生长不可或缺，从它的名字——表皮生长因子受体——就可以猜出，它对表皮生长非常重要，如果没有EGFR信号，我们皮肤受伤后就无法正常愈合。但在通常情况下，EGFR的作用都是短期的，且受到严密控制，它在行使完功能，比如促进伤口愈合后，就会被关闭。此外，基因越重要就越容易被癌细胞利用。在肺癌中，EGFR就不幸中招，由于种种原因产生突变，导致它不能被关闭，开始无休止地刺激细胞生长，最终导致癌症发生，乃至转移。

### 什么患者容易有EGFR突变？

在肺癌中，EGFR突变率和人种有直接关系，美国的研究发现白人中大概为20%，而亚裔中则是30%。一项研究通过对1482个亚洲肺癌患者测序后发现，居然有高达51.4%的亚洲非小细胞肺腺癌患者有EGFR突变！

肺癌中有 EGFR 突变的主流人群是亚裔、女性、中年、无吸烟史、非小细胞腺癌。当然这不是绝对的,只是说存在 EGFR 突变的亚裔比其他族裔的比例高、女性比男性比例高、中青年比老年比例高、不吸烟的比吸烟的比例高、非小细胞腺癌比其他肺癌比例高。吸烟肺癌患者中的 EGFR 突变比例相对较低。

中国不吸烟的中年妇女肺癌患者中为什么会有这么高的 EGFR 突变率仍然是科学上的一个谜,目前也没有特别让人信服的解释。有人猜测和中国妇女长期在厨房做饭吸入油烟有关,也有人觉得是人种遗传因素。不管如何,这算是不幸中的万幸,因为更多的中国人能从 EGFR 新药中获益,我常开玩笑说外国药厂意外地为中国人研究了一种新药。

### 靶向药物能治疗哪些 EGFR 突变

EGFR 的突变并不完全一样,而是有几十种亚型,但最主要是两种:第一种是 L858R,也就是 EGFR 蛋白的第 858 个氨基酸从 L 突变成了 R,第二种是"19 号外显子缺失",也就是 EGFR 蛋白中负责抑制它活性的一部分被切掉了。这两种突变占到所有肺癌 EGFR 突变的 90% 左右,因此如果患者被诊断为 EGFR 突变肺癌,那多半就是这两种突变之一。大家拿到检测结果的时候,如果看到是 EGFR 突变,请留意一下是哪一类突变,因为如果不是这两大类突变,下面讲的靶向药物可能无效。但是万一是那 10% 中少见的突变(比如 20 号外显子突变),也不要绝望,最近几年针对这个突变也开发出了很不错的新药。

如果患者确实被诊断为这两种主流 EGFR 突变,那就是使用 EGFR 靶向药物的最佳人选。EGFR 靶向药中国上市的已经有三代。第一代靶向药包括吉非替尼、厄洛替尼、埃克替尼，第二代有阿法替尼和达可替尼，第三代则有大名鼎鼎的奥希替尼，还有国产的阿美替尼和伏美替尼。

EGFR 靶向药也有副作用，但整体比化疗轻很多，主要是皮疹、腹泻和无食欲，这些副作用的根本原因都是因为药物不仅抑制肺癌中突变的 EGFR 蛋白，也能抑制正常细胞的 EGFR 功能。前面我提到了正常 EGFR 对表皮生长功能非常重要，因此 EGFR 药物使用后产生皮疹是预想得到的。这也不一定全是坏事，因为皮疹的出现是临床医生用来确认药物已经起效的最简单、直接的标志。

不管是一代靶向药，还是三代靶向药，都既有进口药（也叫原研药），又有国产药。一般来说，国产的药要便宜一些，大家常问我，国产药和进口药疗效有区别吗？就 EGFR 靶向药来说，差别很小。一方面，国产药的化学结构本来就是在进口药的基础上微改做出来的，另一方面，临床试验也证明它们疗效和安全性很接近，大家可以放心用。

### 出现抗药性了怎么办？

第一代的靶向药物，虽然疗效显著，但无论是易瑞沙、特罗凯还是凯美纳，很多患者都会在使用药物 1 年左右出现抗药性，肿瘤可能开始反弹，这个时候怎么办呢？

每个患者对第一代药物产生抗药性的原因不尽相同，但是超过一半的患者是因为 EGFR 基因又产生了一个新的突变：T790M，就是 EGFR 蛋白的第 790 氨基酸由 T 变成了 M，这个突变直接导致第一代药物失效。

于是科学家开发了第二代 EGFR 抑制剂，代表产品是阿法替尼（Afatinib），它不仅和第一代药物一样，能抑制两种主流 EGFR 突变，同时还能抑制新的 T790M 突变。可惜第二代药物在临床上的效果令人失望，主要原因是第二代药物虽然抑制新蛋白突变能力更强，它抑制正常 EGFR 的能力也比第一代药物更强，因此出现的副作用也更严重，这导致给患者使用药物达不到最佳的剂量和频率。由于剂量比理想状态低，因此对肿瘤的抑制作用有限。这就是我以前文章提到的药物"治疗指数"偏低：一个抗癌药物的好坏不仅仅看它杀死癌细胞的能力如何，也要看它影响正常细胞的能力，这两个特性差异越大越好，化疗药物一般两者都高，各种垃圾保健品两者都低，因此都不理想。

失败是成功之母，药厂并没有放弃，因为我们在这个过程中意识到，要开发更好的 EGFR 靶向药物，必须要找到能抑制新的 T790M 突变且不影响正常 EGFR 的抑制剂。明确目标后，大药厂的第三代 EGFR 的研发竞赛就轰轰烈烈地开始了。目前中国上市的第三代 EGFR 靶向药物在临床上都对由于 T790M 突变而对一代药物产生抗性的肺癌患者有不错的疗效，同时因为第三代药物不再影响正常的 EGFR 基因功能，皮疹和腹泻等副作用都大幅减少，患者生活质量进一步提高。重要的是，由于第三代药物和第一代药物一样能够抑制主流 EGFR 突变（L858R 和 19 号外显子缺失），所以第三代药物也可以作为治疗 EGFR 突变肺癌的一线药物。

如果患者查出有主流的 EGFR 突变，最常用的药物选择有两种，一种是先用一代或者二代，出现耐药后再换三代或者化疗等，另一种是直接用三代药物，耐药后再换化疗或别的药。两种方案各有利弊，不同医生选择和喜好也不完全一致。

**写在最后**

和 20 年前相比，格列卫、吉非替尼、奥希替尼等抗癌靶向药物不仅明显延长了很多癌症患者的生命，同时由于副作用小、可以口服，极大改变了患者的生活质量。癌症很难治愈，因为它不断进化，不断对靶向药物产生抗药性，科学家都在很努力地理解这种进化，并试图找到它的弱点来开发新药物。虽然开发抗癌新药过程中有很多挫折，但整个领域明显是在进步的，新的靶向药物和免疫药物都给我们带来了很大的希望。如果你不幸得了癌症，请不要沮丧，如果你对药物产生了抗性，也不要放弃，不仅因为乐观的心态是增强免疫系统对抗癌症的利器，同时，我们正在为之奋斗的下一个药物也许就能治好你！

# ALK 突变肺癌的靶向药物治疗

肺癌在中国和世界上都是致死人数最多的癌症，仅 2010 年，中国就有 60 万新增肺癌患者，同一年有近 49 万人因为肺癌而去世。更糟糕的是，由于平均寿命增加和其他各种因素影响，中国肺癌患者的数量还在持续上升。从传统病理学上，肺癌按细胞形态可以分为小细胞肺癌和非小细胞肺癌，其中小细胞肺癌占 15%，非小细胞肺癌占 85%。非小细胞肺癌中又分为腺癌、鳞癌和大细胞癌。最常见的非小细胞肺癌是腺癌，患者里面有吸烟的也有不吸烟的，而鳞癌则几乎是吸烟者的专利，大细胞癌则包括了所有无法归到腺癌和鳞癌的其他非小细胞肺癌。从这一系列的"小细胞""非小细胞""大细胞"就能看出这种分类是完全基于眼睛观察的传统方法，从某种意义上有点落后。

在过去的 20 年，科学家对肺癌的理解增进了很多，尤其是在肺癌发生的分子机制上面。我们现在知道很多肺癌都带有特定的基因突变，这些突变就是这种癌症的标志，因此肺癌的分类慢慢地从纯形态学分类转为了基因特征（分子）和形态学（病理）混合分类。

对于药物开发来说，由于这些基因突变对癌症的发生和发展至关重要，如果我们能开发药物来抑制这些突变，我们就有能给患者带来更有效、副作用更小的治疗方式，这就是靶向药物，肺癌中最常见且有靶向药物的基因突变就是 EGFR 和 ALK。

ALK 基因平时在成年人肺部是沉默的，并不表达或者起作用。但由于种种原因，有时候 ALK 会发生突变而被激活，变成一个刺激肺部细胞生长的致癌基因。在中国人的肺癌中，3%～8%有 ALK 突变。和 EGFR 很类似，ALK 突变在不吸烟患者中比例要大很多，10%～15%的不吸烟肺癌患者有 ALK 突变。

那怎么才能知道患者是否是 ALK 突变呢？需要取肿瘤样品（手术切除样品或穿刺活检）进行基因检测。3 种主流检测 ALK 突变的手段：荧光原位杂交（FISH）、聚合酶链式反应（PCR）和免疫组化（IHC）。中国的大型肿瘤医院都在和检测公司合作，开展各类 ALK 突变检测，这 3 种手段各有利弊，准确率都不是 100%，最好能用两种以上方法确认。对于癌症的基因检测，目的不是知道基因突变，而是知道突变后能指导使用不同的靶向药物，这才是基因检测的临床价值。中国的基因检测市场鱼龙混杂，经常有很贵的癌症基因检测套餐，一下能测几百上千个基因，但事实上绝大多数基因突变对治疗是毫无意义的，因此没有任何价值，完全是花冤枉钱。

在中国，患者一旦确认是 ALK 突变，就不会用化疗，而是用 ALK 靶向药。和 EGFR 靶向药类似，ALK 靶向药上市的也已经有三代，第一代的代表是克唑替尼，第二代有阿来替尼、塞瑞替尼、恩沙替尼和布格替尼，第三代则是洛拉替尼。

患者使用时间最长的第一代 ALK 突变抑制剂是克唑替尼（Crizotinib），它于 2011 年在美国上市，2013 年在中国上市，专门用于治疗 ALK 突变的肺癌。当年很多抗癌新药从美国到中国都有

2～5 年的滞后期，但现在很多时候都基本同步了。在针对新诊断肺癌患者（没有其他药物治疗过的）的 3 期临床试验中，克唑替尼对 74% 的 ALK 突变肺癌患者有效，84% 的患者存活时间超过 1 年。更重要的是，对已经进行过化疗，并且肿瘤已经对化疗产生抗性的肺癌患者中，如果确认 ALK 突变，仍然有 65% 的患者对克唑替尼响应，作为参照，如果继续使用化疗，则只有 20% 的患者获益。

不幸的是，和很多靶向药物一样，很多患者会在一年后对克唑替尼产生抗性，这时怎么办？

于是药厂开发了新的针对一代 ALK 靶向药物抗性癌症的二代和三代 ALK 药物。

根据目前数据，二代和三代的 ALK 靶向药既可以作为一线药物用于治疗 ALK 突变的新肺癌患者，也可以作为二线药物用于治疗已经对克唑替尼产生抗性的患者。比如，在克唑替尼抗性的患者里面，大约有 50% 对二代药物阿来替尼或塞瑞替尼仍然有响应。

三代药物洛拉替尼上市最晚，2022 年才来到中国，2023 年进入医保。它有一些特殊优势，尤其是药物透脑能力比较强，因此对脑转移患者控制比较好。

目前中国肺癌患者，如果查出来是 ALK 融合阳性，优先会选择使用二代或者三代靶向药，有非常好的效果。

在癌症领域，肺癌的 ALK 融合突变被称为"钻石突变"，一方面是因为这种突变比较罕见，另一方面是因为靶向药治疗效果特别好。临床研究发现，ALK 融合突变患者用靶向药不仅副作用小，生活质量高，而且生存时间很长，晚期患者平均都超过了 7 年，完全实现了和癌长期共存！

# 肺癌中的新型免疫疗法

过去十年，癌症治疗领域最大的突破是免疫疗法。

2015 年，出现了一条爆炸性新闻："2015 年 1 月 11 日，施贵宝的免疫疗法药物 Opdivo 治疗鳞状肺癌的 3 期临床试验被提前终止。"

这是什么意思？

抗癌药物临床试验按照先后顺序分为 1、2、3 期。1 期为药物安全性测试（贵！），2 期是小规模患者中药物有效性测试（很贵！），3 期是大规模患者群体中药物有效性测试（超级贵！）。

药物进入 3 期临床试验，意味着药厂已经完成了 1 期、2 期临床试验，也意味着药厂已经投入了上亿资金，因此提前终止 3 期试验只有两种极端情况：

·悲剧——新药出现严重安全问题或者临床结果惨不忍睹，不值得再浪费钱；

·喜剧——新药疗效远优于对照组，因此再把患者放到对照组是不人道的行为，同时早点结束试验药厂也可以早点开始赚钱。

这次是喜剧："在该临床试验中，直接比较了 Opdivo 和标准化疗药物多西他赛对晚期鳞状非小细胞肺癌的疗效和安全性。在试验进行到一半的时候，独立的数据监测委员会发现免疫治疗新药组的患者生存期显著优于化疗药物对照组，因此施贵宝决定终止该临床试验！"

也就是说，由于免疫疗法药物在鳞状肺癌患者中的效果和副作用都远比现在使用的化疗药物优越，公司迫不及待停止试验，立刻上市卖钱！更让人震惊的是，施贵宝的申报材料交到FDA那里后，仅仅3个工作日就被批准上市，创造了FDA历史上审批最快纪录（一般需要好几个月）。FDA给出的原因就是："患者等不起！"

这个药物的成功，不仅对制药公司是重大利好消息，也给广大肺癌患者，尤其是吸烟肺癌患者带来了新的希望。

吸烟者超过肺癌患者总数的80％，而且吸烟患者基本没有EGFR或ALK突变，所以并没有很好的靶向药物用于治疗，因此以往多数患者都只能依靠"手术＋化疗＋放疗"的常规三件套来治疗，副作用大、生活质量比较低。同时由于吸烟肺癌的基因组紊乱、突变多、很容易对药物产生抗性，因此吸烟肺癌患者的治疗效果一直不好。化疗、放疗和靶向治疗都不好使，怎么办？

谢天谢地，癌症免疫疗法闪亮登场了。

前面新闻中提到的Opdivo，中国患者习惯称为O药，还有另一个类似的进口药叫Keytruda，大家称为K药，在一起被称为OK组合。它们是新型免疫药物的代表，也是最早在中国上市的两个肿瘤免疫药物。

就像上面新闻表明的，免疫疗法对一部分吸烟肺癌患者的疗效远超以往任何药物！目前应用最多的肺癌免疫疗法就是以OK组合为代表的"免疫检验点抑制剂"。

和靶向药或化疗药相比，这类免疫药物从作用机制、使用方法和针对的癌症种类都非常不同，它们并不是针对癌细胞本身，而是通过激活患者体内免疫系统，来对抗肿瘤。如果以前的药物都是炸弹，目标是直接轰炸肿瘤细胞，那免疫药物的目标则是训练和调动军队，让士兵们来扫荡和对抗肿瘤。

### 肺癌中的免疫疗法

不止 O 药和 K 药，后续还有多种类似的免疫药物在中国上市，目前已经超过 10 种，肺癌是最重要的患者群体之一。免疫治疗在肺癌中的成功毋庸置疑，但是这和吸烟有什么关系呢？

大家可以注意在文章开头 O 药成功的临床试验不是针对所有的肺癌，而是针对一种特定亚型——晚期鳞状非小细胞肺癌。而这种亚型最大的特点就是和吸烟密切相关，绝大多数晚期鳞状肺癌患者都有长期吸烟史。

为什么药厂选择了和吸烟相关的鳞状肺癌做试验？有两个主要原因：第一是因为鳞状肺癌几乎没有新药可用，是个巨大的空白市场；第二则是药厂已经知道或者猜想到了与吸烟相关的鳞状肺癌对免疫治疗的反应会很好。

这又是为何？为什么吸烟导致的肺癌对免疫治疗的反应良好？

这就要提到另外一件震动了科学界和医学界的事：2014 年底，几乎同时，3 篇《自然》、1 篇《新英格兰医学杂志》的顶级研究文章发表，从不同角度证明了目前的免疫疗法对突变基因数量多的癌症效果更好。

菠萝当时的第一反应就是：这是给吸烟肺癌患者最好的新年

礼物！

还记得我前面说的吸烟肺癌基因乱七八糟，因此传统治疗对吸烟患者效果远低于不吸烟患者吧？！但对免疫疗法来说，临床试验效果却不是这样：免疫治疗对吸烟患者的效果并不比不吸烟的差，甚至更好。

这几篇论文就是详尽地描述了这个现象，并提出了解释：基因突变数目越多，免疫细胞识别肿瘤的可能性越大，免疫治疗效果就可能更好。吸烟肺癌患者中大量的基因突变虽然导致他们对化疗和靶向治疗反应不佳，但却意外增加了免疫疗法起作用的机会。

所谓柳暗花明又一村，虽然在过去十年的靶向药物大爆炸中，吸烟肺癌患者获益很少，但在免疫药物浪潮中，这些患者反而成为了受益最大的人群之一。

即便如此我仍然旗帜鲜明地号召大家戒烟！一方面，再好的肺癌治疗，也比不上不得肺癌；另一方面，免疫疗法能治疗一部分以往几乎无药可治的吸烟肺癌患者，这是应该感到高兴的事情，但吸烟肺癌患者抗药性更强的这个本质特征仍然存在，患者可能容易产生耐药。

还是那句话，为了不得肺癌，请不要吸烟；为了得了肺癌比较好治，请不要吸烟！

# 热肿瘤和冷肿瘤

　　肿瘤分类有很多方法，按照良性、恶性程度可以分为 1 期、2 期、3 期、4 期；按照是否转移可以分为原位肿瘤和转移性肿瘤；按照发生部位分为肺癌、直肠癌、肝癌等。而最近科学界又搞出了一个新的分类："热肿瘤"和"冷肿瘤"。难道不同肿瘤还有不同温度吗？

　　"冷热肿瘤"乍听起来有点像是中医里面的"阳盛阴虚"的说法，但这是地道的西方癌症研究领域中出现的新名词。热和冷，其实反映的是一个肿瘤里面包含免疫细胞的多少。和大家想象的不同，肿瘤不是一大团癌细胞无规则聚集在一起，而是一个复杂的系统，里面不仅仅有癌变的细胞，还有很多共生的正常细胞，比如血管细胞、免疫细胞等，正常细胞和癌细胞之间相互作用、互相影响。免疫细胞就是常见的、与癌细胞共生的正常细胞类型。如果癌细胞周围的免疫细胞多，那这个肿瘤就是热肿瘤，反之则是冷肿瘤。我们之所以关心癌细胞的冷热，是因为很受追捧的"免疫检验点抑制剂"对"热肿瘤"有用，而对"冷肿瘤"基本无效。

　　为什么有"热肿瘤"和"冷肿瘤"之分？为什么有些肿瘤中有免疫细胞，有些没有？

肿瘤的发生一定需要躲开免疫细胞的监控。一般有两种情况，第一种情况是肿瘤细胞装正常细胞装得特别好，隐藏得很深，免疫细胞完全没有发现异常，在显微镜下看，这类肿瘤中间往往没有免疫细胞的影子，这就是"冷肿瘤"；第二种情况是肿瘤细胞没有装，免疫细胞已经识别并包围了肿瘤细胞，但肿瘤细胞进化过程中启动了免疫抑制，阻止了免疫细胞杀死癌细胞。如果我们在显微镜下面看这类肿瘤，会发现肿瘤中其实有很多"充满正义感"的免疫细胞，但它们没能发挥作用，这就是"热肿瘤"。对"热肿瘤"患者使用免疫检验点抑制剂疗法，就会帮助已有的免疫细胞启动，起到杀伤并清除癌细胞的效果。而对"冷肿瘤"，由于免疫细胞根本就不认识肿瘤细胞，启动免疫系统也没用，因此免疫疗法效果很差。

这就像社会上的坏人有两种，一种隐藏得很好，外界看起来完全是善良人士，比如华山派掌门人岳不群先生，大家根本就认不出来；另一种则是地方一霸，比如西门庆大官人这种，和官府勾结，大家都知道是坏蛋，却也拿他没办法，但是这个时候如果中央反腐，从外省调个纪委书记过来，千夫所指之下，西门庆就得完蛋！冷肿瘤就像岳不群，热肿瘤就像西门庆，现在的免疫疗法只能搞定西门庆，暂时拿岳不群没办法。

那什么东西决定肿瘤细胞是否能被免疫细胞识别呢？

免疫细胞（这里特指 T 细胞）绝对是"外貌协会"的：它们特异性地识别和杀死细胞，主要靠的是这个细胞表面呈现的特征。我以前文章说过，癌症是内源性疾病，癌细胞在绝大多数方面和正常细胞长得非常像，虽然我们知道它有问题，但免疫细胞要靠外表差异找出癌细胞来还真不容易。但如果能满足两点，免疫细胞就能特异识别癌细胞：①如果癌细胞里面有一些突变基因制造出了突变蛋白；②如果突变蛋白片段被呈现到了细胞表面。这个呈现过程由"抗原呈现细胞"完成，癌细胞自己和它周围别的细胞都可以呈现癌细胞的突变蛋白片段，这个免疫生物学有点复杂，大家不用太纠结，只需要记住有两个关键步骤：要有突变蛋白，突变蛋白要呈现到细胞表面。

可惜，绝大多数的癌症突变都不会造成突变蛋白，而绝大多数突变蛋白都不会被呈现到细胞表面，因此免疫细胞识别癌细胞基本靠碰运气。研究表明，一个癌细胞平均要有100多个突变，才会出现一个能被免疫细胞识别的表面特征。这就让癌细胞能否被识别成了概率问题：癌症细胞的突变数量越多，机会就越大！

知道了这个，大家就会更明白为什么说免疫疗法对吸烟肺癌患者的效果更好，因为抽烟肺癌患者的癌细胞平均突变超过了200个，有些还高达1000多个，所以抽烟的肺癌患者体内的免疫细胞很可能可以识别并包围了癌细胞，只是平时被抑制住了。于是也可以推论吸烟患者中的肺癌很大一部分都是"热肿瘤"，而这些患者很可能是现在免疫疗法的最大受益者。相反，对儿童癌症或者不抽烟的肺癌患者，肿瘤的突变数目少，很多都是"冷肿瘤"，因此目前免疫疗法对他们效果可能有限，而更适合用靶向药物。

最后要说明一下，肿瘤的"冷热"并不是决定免疫疗法效果的唯一因素。现在的免疫疗法只对20%左右的吸烟肺癌患者有效。一方面不是所有吸烟肺癌都是"热肿瘤"，另一方面由于不知道的原因，现有的免疫疗法也不是对100%的"热肿瘤"都有用。虽然对20%的晚期吸烟肺癌患者有效已经是个非常大的突破，但显然我们在和癌症做斗争中还有很长的路要走。

第五章

# 抵御儿童癌症

# 导致儿童癌症的两大因素

通常来说，癌症是一种老年病，随着年龄增加，各种癌症的发病率都会直线上升。但是凡事都有例外，生活中我们也听说过不少年轻人、儿童甚至婴儿患癌症，尤其是白血病的故事，这是为什么？

癌症是由基因突变引起的，后天因素导致突变需要时间积累，正常人在短短几年内是不可能由于后天因素导致癌症的。可以肯定，婴儿或者儿童患癌症必然有先天因素存在，他们在出生的时候就已经携带了基因突变。儿童基因突变有两个来源：从父母那里遗传了致癌基因，或者是在怀孕的过程中因为种种原因导致胎儿产生了突变。

随着基因检测技术的成熟和对致癌基因认识的提高，检查父母是否携带致癌突变已经很简单，应该会成为孕前体检的常规项目。而在怀孕过程中进行突变检测相对要困难很多，主要原因是要获取发育中胎儿的样品很困难。现在很多筛查还依赖于羊水穿刺，这是一个手术，对胎儿发育也有一定的风险。很多人正在为无穿刺检测技术而努力，理想是通过检测孕妇的血液就能查出胎儿的基因情况。这是一个巨大的市场，相信几年之内就会有突破性进展。

各种产前检测的根本任务就是在怀孕过程中尽早检测出胎儿的先天突变，如果证明宝宝很可能患严重疾病，父母至少能选择是否流产。但是无论检测技术如何先进，在儿童癌症这件事情上，一个让人头痛的难题将永远存在：即使知道胎儿有了致癌基因突变，由于生物体的复杂性，儿童不一定100%会得癌症，这个时候父母将面临一个非常困难且没有正确答案的选择，是冒险生下来还是继续等待下一个健康的宝宝？相信随着产前基因检测技术的成熟和广泛应用，这个问题将日益突出。

癌症是儿童的第一杀手，现在全世界大概有50万儿童患有各种癌症。儿童癌症中最常见的是白血病，占了近40%，这就是我们为什么老是听到儿童得了白血病需要骨髓捐赠的故事的原因。其次是神经系统肿瘤，然后是骨瘤和各种软组织肿瘤。

和成人癌症一样，治疗儿童癌症常采用的办法也是"手术＋化疗＋放疗"。好消息是儿童癌症的治疗效果比成人癌症好很多，即使不考虑骨髓移植治愈白血病，很高比例的儿童癌症患者也能够被化疗和放疗治愈。其中的原因是复杂的：第一，和成人癌细胞动辄上千个基因突变不同，儿童癌症的基因突变往往很少，一般只有几个，因此癌症产生抗药性的可能性较低；第二，和传统想法不同，对儿童癌症患者使用的化疗和放疗的剂量按体型比例来说往往超过了成年人，这是由于儿童组织修复能力比较强，能够忍受更多的化疗和放疗带来的副作用。这两点是儿童癌症的治疗成功率远远高于成人癌症的重要原因。

不幸的是，治愈癌症往往只是这些儿童艰难生活的开始。凡事都有两面性，高剂量化疗、放疗在治愈癌症的同时，会给儿童带来各种各样长期且严重的副作用。比较大的问题是"二次癌症"。高剂量化疗和放疗药物可以杀死癌细胞，但它们本身也会引起新的基因突变，所以部分儿童癌症患者在被治愈后很多年，会出现白血病等和第一次癌症毫无关系的"二次癌症"。另外，在儿童发育过程中使用化疗和放疗药物，可能造成儿童神经发育不全、智力受损、长期抑郁、不孕不育等。因此，对被治愈儿童癌症患者的长期关护非常重要，同时开发针对儿童癌症且副作用小的新型药物也迫在眉睫。

可惜，相对于我们对成人癌症的投入，对儿童癌症的研究远远落后。根本原因是儿童癌症数量较少，这导致能被用于研究的样本不足，很多医生和研究者一辈子也见不到几个新的患者，导致对儿童癌症了解不够。同时，由于患者少，一方面临床试验很难招到足够多的患者，另一方面是因为即使做出药来也不能收回成本，使得大药厂往往不愿意投入人力、物力和财力来专门研究儿童癌症。最后，因为周围儿童癌症患者少，社会对这种疾病的关注不够，对政府的压力也不够。

面对儿童癌症，一方面是患者家属的无奈，另一方面是科研资源的匮乏和药物开发的停滞。只有强烈呼吁大家增加对该问题的关注，刺激社会和舆论推动政府作为，才有可能迫使药厂加大投入。

我近些年开始参与儿童癌症的研究，和各方面的人都有很多接触，感触良多。我曾去美国长岛冷泉港开了个横纹肌肉瘤的会议，赞助者是一对夫妇，他们的儿子由于这个疾病去世了。横纹肌肉瘤全美国一年只有 400 个左右病例，多数是儿童。由于患者少，科研非常落后，导致这个疾病的存活率在过去 30 年没有任何变化。这对夫妇家境非常富裕，在全美国最好的肿瘤医院使用了最贵的药物，但是在治疗过程中仍然深感绝望，因此在儿子去世之后设立基金，希望能够唤起社会对这类"罕见病"的重视。在会上，我见到了他们和其他几位患者的父母，听到几位医生讲述患者的故事，有治愈的故事，也有不幸的故事。我觉得只有亲身见到这样的例子，科研工作者才会知道自己的使命和责任。和这些科研、临床的朋友一起，我们建立了一个横纹肌肉瘤的宣传公益组织（http://focusonrhabdo.org）。这里面有我们能找到的所有和横纹肌肉瘤相关的内容，所有科研文章和进展都会随时更新，每个月会有科研、临床的专家进行网上讲座，患者家属之间也能互相交流和鼓励。

中国社会对于儿童癌症的关注也很少，网络上鲜有可靠的信息来源，很多医生很少见到儿童癌症，经验不足，导致不少患者刚开始被误诊而耽误了治疗。中国儿童癌症治愈率远低于美国。鉴于这个现实，我和100多名志愿者一起，设立了"向日葵儿童癌症之家"（www.curekids.cn），致力于把最权威、最透明、最及时的儿童癌症信息带给中国的患儿和家长。这群志愿者绝大多数是中美生物学博士或者临床医生，很多人工作在儿童癌症科研和临床治疗最前线，大家出于对儿童癌症的关注走到一起，希望星星之火可以燎原，慢慢改变中国社会，包括患儿家长、医生和研究者对儿童癌症的认识，最终提高儿童癌症的治愈率和儿童患者的长期生活质量，希望有一天没儿童会再被癌症打倒！

# 儿童肿瘤不只白血病一种

国家卫健委等五部门发布通知，将 12 个病种纳入儿童血液病恶性肿瘤救治管理病种范围。消息一出，迅速登上了热搜榜。

## 医政司

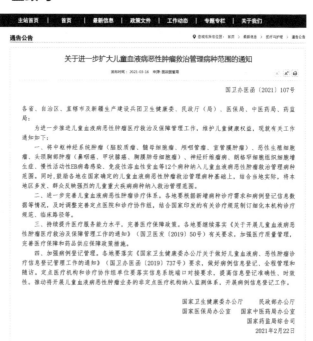

早在 2019 年，卫健委也曾发文，公布将淋巴瘤、神经母细胞瘤、骨及软组织肉瘤、肝母细胞瘤、肾母细胞瘤、视网膜母细胞瘤等儿童实体肿瘤纳入首批救治管理病种。

关于开展儿童血液病、恶性肿瘤医疗救治及保障管理工作的通知

发布时间：2019-08-01 来源：国政医智网

国卫医发〔2019〕50号

各省、自治区、直辖市及新疆生产建设兵团卫生健康委、民政厅（局）、医保局、中医药管理局、药监局：

儿童的健康受到全社会关注，家庭对于患病儿童救治期望值很高。儿童血液病、恶性肿瘤病种多、治疗难度大，部分病种诊疗过程涉及多个学科或医疗机构，造成治疗周期长、医疗费用高、报销比例低、家庭负担重的情况。为维护儿童健康权益，国家卫生健康委、民政部、国家医保局、国家中医药管理局、国家药监局决定开展儿童血液病、恶性肿瘤医疗救治及保障管理工作，按患者自愿原则，为血液病、恶性肿瘤患儿提供相应保障。现将有关要求通知如下：

一、完善诊疗体系，提高救治管理水平

（一）明确救治管理病种。按照发病率相对较高、诊疗效果明确、经济负担重等原则，确定将再生障碍性贫血、免疫性血小板减少症、血友病、噬血细胞综合征等非肿瘤性儿童血液病，以及淋巴瘤、神经母细胞瘤、骨及软组织肉瘤、肝母细胞瘤、肾母细胞瘤、视网膜母细胞瘤等儿童实体肿瘤作为首批救治管理病种。在此基础上，结合医疗技术进步和保障水平提高，逐步扩大病种范围。

中国人口众多，每年在中国有 3.5 万～4 万的孩子会被新诊断为儿童肿瘤。相信这些接连不断的好消息，和救治管理体系的不断完善，会给这些癌症患儿带来更好的救治，早日回归正常生活。

说起儿童肿瘤，很多人的认知中可能仅有白血病。而事实上儿童肿瘤的类型非常多，这次提到的 12 个病种，包括脑胶质瘤、髓母细胞瘤、室管膜肿瘤、恶性生殖细胞瘤、鼻咽癌、神经纤维瘤病、朗格罕细胞组织细胞增生症等，大家可能大多没有听到过。

这些概念非常重要，只有当大家理解和知道有这些疾病存在的时候，才能够避免误诊，能够让孩子及时到专业医院接受治疗。如果尽早发现，规范治疗，大多数孩子都能治好。

## 5 岁是儿童肿瘤的一道坎儿

儿童肿瘤的第一个高发时间是 5 岁以前，比如说肾母细胞瘤

绝大多数都发生在 3 岁以前。

而不同的儿童肿瘤发病时间是不一样的，比如说骨肿瘤更多发生在青少年时代，很多是 10 多岁的孩子，而青少年常常遭遇生长痛，所以骨肿瘤容易和生长痛混淆。这可能也和青少年时期骨骼的发育比较快有关系，就是某一个组织生长特别快的时候，这一部分的肿瘤发病率可能就会更高一些。

生长痛的位置并不固定，并且可能在几天内消失，而骨肿瘤疼痛的位置则是固定的，多发生在腿部关节处。

但是整体来说，儿童的肿瘤绝大多数发生在 5 岁以前，而且在 15 岁以前都是需要重点关注的。

### 儿童肿瘤不是小一号的成人肿瘤

由于很多人没有听说过儿童肿瘤，因此常常对这一概念产生很多误区。首先就是认为儿童肿瘤和成人肿瘤是类似的，是小一号的成人肿瘤。

其实这是完全错误的。不管是从发病的原因，免疫逃逸的机制，突变基因的数量和它的特性都是完全不一样的。

### 儿童肿瘤的生存率高于成人肿瘤

整体来看，儿童肿瘤的生存率比成人要高很多。因为它的治疗效果比较好，很多孩子依靠化疗就能够存活很长时间。而且还有很多新的疗法，给儿童肿瘤带来新的机会。

比如说，前文提到的小女孩爱米莉，当年靠化疗生存了两年，但是很不幸地出现了复发。之后她加入了一个新型的临床研究，接受 CAR-T 免疫治疗，结果她创造了奇迹，现在生活的状态非常好，每一年都拍写真，越来越漂亮，我们可以看到，这样一个本来在生死边缘的孩子，因为新的科学进步而被治好。

现在像她这样的孩子，在美国 5 年生存率超过了 90%，很多都已经能够被临床治愈，所以对这些孩子来说，白血病完全不是绝症，是完全可以治好的。

### 儿童肿瘤治疗效果好于成人癌症

儿童肿瘤治疗效果比成人肿瘤好的核心原因在于，儿童肿瘤从生物学上和成人不一样，它没有经过那么漫长的进化，所以我们说儿童肿瘤同质性比较好（肿瘤同质性：癌由一种细胞成分组成），也就是说，它的肿瘤长得都很像，一旦它响应了某种疗法，比如说对化疗特别敏感的话，所有的肿瘤细胞都被杀得很干净。

那么有人就会问了，既然有这么简单的疗法，效果又这么好，我们为什么还要关注儿童肿瘤，为什么还要为他们开发新药呢？

### 儿童肿瘤的难言之隐

儿童肿瘤治疗效果好和生存期好是有代价的，这个代价就是患儿承受的化疗药也好，放疗也好，按照他的体重来说剂量是高于成人的。由于儿童承受力比较好，恢复能力比较强，所以我们用了更高的药物剂量来杀死他的癌细胞，但在这个过程中带来的副作用就是会杀死很多正常的细胞。

尤其儿童在生长发育过程中，用了过高剂量的化疗和放疗以后，有可能带来非常慢性的远期的毒副作用。有些孩子会出现耳聋，有些孩子会出现行走困难，有些孩子会发育迟缓等。

这是为什么我们要推行标准化的治疗，不仅要治好，而且要尽量减少毒副作用。

## 每一个患儿家庭几乎都有误诊的经历

如果患儿家庭去了错误的医院，甚至去了正确的医院但没有接受正确的治疗，那么治疗效果就会差很多。我们最近做了一个调研，中国的儿童肿瘤家庭平均要经历 3 家医院，经历无数次的误诊才能到真正对症的儿童肿瘤科去接受治疗。

因此，我回国以后跟伙伴们一起做了关于儿童肿瘤的公益项目"向日葵儿童"，希望通过我们的努力，通过线上线下全方位的患者教育和科普资料，让社会对儿童肿瘤有正确的认知。

## 正确治疗，儿童肿瘤并没有那么可怕

关于儿童肿瘤，我们要说：

第一，儿童肿瘤会发生，所以家长不能掉以轻心，一定要去正规的医院检查。

第二，儿童肿瘤绝大多数都能被治好，而且这些孩子都能够回归正常的生活，成为对社会有用的人，家长千万不要轻易放弃。网上有很多的谣言，只要家长相信科学，规范治疗，我相信你们的孩子都会好起来。

# Q&A

**1. 装修新房甲醛超标是孩子得急性淋巴细胞白血病的原因吗？**

装修甲醛超标确实是致癌的风险因素，因此装修后一定要注意通风，一定要注意除甲醛等。但是现在还缺乏非常有力的科学性的证据证明儿童白血病主要是由于装修或是甲醛超标导致的。事实上最近的一些科学研究发现，儿童肿瘤主要还是随机突变导致的，也有少部分是遗传因素导致的。

**2. 妈妈在患癌的时候，生下的孩子也会得癌症吗？**

这个话题应该分成两部分解答。

第一，儿童肿瘤多数不是遗传的，现在的统计发现，可能只有不到 10% 的儿童肿瘤是和遗传有关系，也就是说，父母有患癌风险而导致儿童患癌的比例非常低。

第二，如果妈妈在怀孕时正好生病，接受了化疗或者放疗等有可能导致基因突变的治疗方法，那可能增加未来孩子患癌的风险。孩子在生长过程中一定要注意筛查。

# 应该给宝宝存脐带血吗

近些年，生宝宝的父母多半都会听说和考虑过"私人脐带血库"，就是有公司帮忙把新生儿的脐带血收藏着，以后只有这个婴儿或家人有权使用。这个项目费用不菲，不仅有几千上万的脐带血"收集费用"，每年还需要交纳数百乃至上千的"保存费用"。虽然有点贵，但是宣传单看起来实在很有吸引力：

"脐带血可以治疗上百种顽固疾病，包括白血病！"

"天然完美配型，无异体排斥反应！"

"存储脐带血一生只有一次，错过了就再无机会！"

"负责的父母请给宝宝买一份保险！"

这种从科学到感情的 360 度立体式宣传，让新鲜出炉的父母难以拒绝。我们这代独生子女现在是生育主力，家里三代人，6 大 1 小是标准配置，谁的孩子都是宝中之宝。在环境污染严重、白血病越来越多的今天，一两万块钱就能给宝宝买个"白血病保险"，即使孩子父母不愿意花钱，爷爷奶奶、外公外婆也肯定会果断赞助的。何况现在几万块不也就只能在大城市买个勉强能放下马桶的地儿吗！你是要孩子一生的健康还是要大一点的厕所？

让大家觉得这个靠谱的另一个原因是这并不是中国特色，在发达国家，包括美国和欧洲，都有脐带血保存机构。除去各个国家的"国营"干细胞库，现在世界上有超过 200 家进行脐带血保存的私营公司，保留着几百万份的私人脐带血样品。公司数量和样品数量显然说明了这是个巨大的市场。既然美国和欧洲也都如火如荼地进行私人脐带血保存，那么这肯定是经过科学论证的，是有用的，对吧？

世界没有想象的那么简单和美好。

脐带血之所以受到科学家和医生重视，是因为它确实非常有用。脐带血和骨髓一样，含有大量的造血干细胞，因此可以被用于造血干细胞移植，在临床上可以根治白血病、地中海贫血症等很多严重的疾病。而且，和骨髓移植相比，脐带血有两个巨大优势：

· 脐带血天然存在，无论你用还是不用，它都在那里。获取脐带血无须单独手术，比找志愿者捐赠骨髓实在是简单太多了。

· 脐带血配型成功的概率远高于骨髓配型。骨髓里的干细胞配型是 8 位的，移植成功通常需要 8/8 完美配型（8 个位点完全符合），而对脐带血来说，干细胞配型是 6 位的，只需要 5/6 配型（6 个位点只有 5 个符合）。科学研究表明，5/6 配型不完美脐带血和 8/8 完美配型骨髓移植在治疗儿童白血病上成功率几乎一样。

从脐带血进入临床的 20 多年以来，已经有几万人接受了脐带血移植，有很大比例的患者被治愈，因此脐带血的价值毋庸置疑。但是大家并不知道的真相是，脐带血有价值是因为它能构成一个巨大的干细胞库，这样大家都可以去搜索，寻求有用的配型资源。接受了脐带血移植的几万人里面，99.99％都是接受的别人的脐带血。因此捐献脐带血给公共脐带血库有着巨大的社会价值，不损己而利人，何乐而不为？

那私人脐带血库的价值呢？

权威的美国血液与骨髓移植学会专门发布过"脐带血使用指南"，里面清楚地表明了科学界和医学界的主流态度：

· 我们鼓励和提倡所有人尽可能捐献脐带血给公共脐带血库。

· 根据研究，在小孩出生后 20 年内需要用到自己脐带血的概率极低，仅为 0.0005% ~ 0.04%，因此我们不推荐健康家庭保存私人脐带血。

· 如果新生儿有兄弟姐妹患有重大疾病，需要干细胞移植，或者新生儿的父母一方患有重大疾病，需要干细胞移植，且基因检测表明婴儿和患病父母配型一致，在上述两种情况下，我们鼓励私人保存脐带血。

简单地说就是大家应该都把脐带血免费捐给公共脐带血库，除非家里已经有患者，不然就不要花私人脐带血库这个冤枉钱。

截至目前，虽然已经有几百万人私人存储了自己的脐带血，真正使用到自己脐带血的人真称得上凤毛麟角。根据 2008 年对世界上 13 个大型私人脐带血库的调查，虽然它们保存着大概 500000份脐带血，但是真正被调用过的只有 99 例，其中还有很多并没有最终进行移植！因此，能用到自己脐带血的可能性极低，几万块钱的价格买这个"保险"，性价比太低了。

你说：我就是有钱，就是这么任性，几万块毛毛雨，性价比低也非要买，你管得着吗？当然管不了，但是还有比性价比低更可怕的事情，就是你花钱其实啥都没买着。对消费者性价比低的东西，对商家来说就是暴利！在脐带血保存这件事情上，已经暴利到了一个可以说是空手套白狼的程度。

假设我开个"菠萝留美博士靠谱脐带血保存公司"，每份私人脐带血保存费收取 1 万元人民币，建立一个 10 万人的脐带血库就有 10 亿收入。其实呢，我没条件，也没兴趣保留这些血，于是我直接把所有拿到的脐带血都丢到垃圾桶里面去了。由于自体脐带血使用概率不到万分之一，那么这个 10 万人的"私人脐带血库"估计一辈子会有不到 10 个人需要脐带血，这时候拿不出来咋办？赔钱呗！我找家属谈判："这件事情走法律程序肯定很慢，你们有患者，等不起吧？！这样，我认错，赔你们 1 千万，庭外和解，私了！你们拿钱去找其他的治疗办法吧。"家属一般耗不起，也确实会缺钱，到了这份上也没什么别的选择，多半会同意。10 个人，每人 1 千万，就是赔 1 亿。

我啥都没保存，收了 10 亿，赔了 1 亿，净赚 9 亿！因为私了，没人会知道这个消息。我仍然是个有信用的、带给所有家庭希望的靠谱脐带血保存公司。即使考虑再拿几亿去公关和做市场营销，仍然是富得流油、稳赚不赔的"好生意"。写到这里，我不禁在想为啥我还没去开这个公司？！

开个玩笑。我不是学金融的，相信早有精明的商家算出了这笔经济账。即使不是空手套白狼，在这样的低风险、高回报的利益驱使下，你真的指望私营公司花精力和时间去好好保存脐带血吗？你真的相信它们会在乎那一堆概率大于 99.99% 永远都不会用的东西吗？

不管你信不信，反正我是不信。

除去低概率，使用私人脐带血还有几个大的科学问题，公司是不会告诉你的。

• 对于基因突变导致的血液疾病，比如白血病，突变在怀孕阶段就已经发生，因此患者出生时的脐带血里面往往已经包含了突变癌细胞。在这种情况下使用自身的脐带血进行移植，相当于用少量癌细胞去置换大量癌细胞，没有意义，保证100%复发。事实上，医学上已知使用自身脐带血治愈白血病成功率极低。

·用异体脐带血治疗白血病比用自己的脐带血效果更好。即便脐带血完全健康，治疗白血病的最优供体也并非自身脐带血，而是配型合适的异体脐带血。患者干细胞移植前都需要接受放疗、化疗等去除全身癌细胞，但这个过程通常不够彻底，会有癌细胞残余。因此干细胞移植的成功不仅需要构建新的造血系统，还要求移植的免疫细胞帮助消除残余的癌细胞。癌细胞之所以能在患者身上生长，就是因为癌细胞进化出了机制来躲避患者自身的免疫细胞，因此患者自己脐带血里的免疫细胞也无法识别癌细胞。相反，异体干细胞植入产生的异体免疫细胞识别并消除残余癌细胞的能力很强，这个在科学上有个专门术语叫作移植物抗肿瘤效应（graft versus tumor，GVT），是被大量临床数据证明过的。

·脐带血一般只有几十毫升，和骨髓移植动辄几百毫升相比，脐带血里面含有的造血干细胞的数量很少。由于干细胞移植需要的细胞数量和患者体型成正比，脐带血移植正常情况下只能用于婴儿或者几岁的儿童。因此，存脐带血并不是一个长期保险。

·脐带血会过期。虽然有案例说明某些超过十年的脐带血仍然能够使用，但这是个别现象还是普遍适用并不清楚。现在没有任何数据说明超过15年的脐带血还能用。

·脐带血的提取、转移和保存都是高技术活儿，对人员和硬件要求都很高。比如说，只要污染一次，或者断电一次，所有细胞就废了，没法再用了。由于利益巨大，很多私人脐带血库都是匆匆上阵，根本就没有资质和条件来保证脐带血的安全与健康。

来个总结陈词吧：

· 私人脐带血库如此不靠谱，为什么有这么多宣传？

因为太赚钱！

公共脐带血库如此有用，为什么没有听到更多宣传？

因为不赚钱！

· 所有的新生儿父母，请把脐带血无偿捐给公共脐带血库（希望公共脐带血库能好好保存）。

· 如果婴儿父母和兄弟姐妹都健康，没有必要花钱私人存储脐带血。

· 如果家人（尤其是婴儿的姐姐或哥哥）已经得病 + 适合干细胞移植 + 配型成功，那应该考虑使用并存储自家婴儿脐带血。

· 社会在发展，科技在进步。我无法预测未来，也许以后脐带血会有更多的实际作用。我的目的是告诉大家事实，如果大家知道后还非要存脐带血我并不阻拦，但请一定要好好查查公司的资质，最好能亲眼看看他们进行细胞分离和存储的地点与条件，华丽的广告和办公室什么用都没有。要不然很可能你宝宝的脐带血早就没法用了，你还在傻乎乎地交着"保管费"呢。

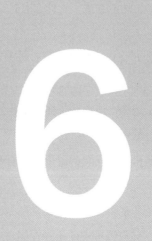

第六章

# 警惕女性癌症

# 为什么越来越多的年轻人罹患乳腺癌

中青年女性癌症发病率等于同龄男性。

通常,我们说男性癌症发病率高于女性。

确实,从统计上来看,男性的患癌比例是略高于女性的,比如,美国最新数据显示,42% 的男性和 37% 的女性,一生中都会患至少一种癌症。

几乎所有主流癌症类型,男性发病率都高于女性。这背后的原因是复杂的,既有先天因素,比如男女激素区别,生长激素更旺盛的人患癌概率更高,同时也有后天因素,比如男性吸烟、喝酒比例远高于女性。

但如果仔细看男性和女性的癌症整体发病率曲线(图 6-1),大家会发现一个特别的现象,那就是两条曲线有交叉:虽然 55 岁以后,男性发病率显著高于女性,但在 30 ~ 55 岁,也就是中青年时,女性是显著高于男性的,这是为什么?

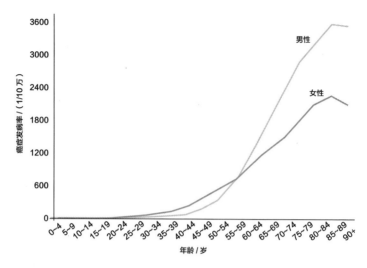

图 6-1　男性和女性的癌症整体发病率曲线

其实原因很简单，就是因为女性中乳腺癌患者很多，而且发病比较早。

无论中美，乳腺癌都是女性最常见的癌症类型。

2015 年，中国有 430 万新增癌症患者，其中女性占 178 万，而女性中高达 15% 都是乳腺癌，每年 27 万，而且数量在不断增加。

乳腺癌之所以特别受到关注，是因为它不止多，而且患者通常很年轻。

在中国主要的癌症肿瘤类型中，相对肺癌、结直肠癌、前列腺癌、胃癌等，乳腺癌的平均发病年龄是最小的。

在美国，乳腺癌的平均确诊年龄是 62 岁，但这个数字目前在中国要大大提前。中国被诊断为乳腺癌的平均年龄为 50 岁，比西方女性要年轻接近 10 岁。

事实上，乳腺癌是年轻人中的第一大癌症，占了所有40岁以下患者的20%，每年全世界有高达20万年轻女性被诊断出乳腺癌（图6-2）。

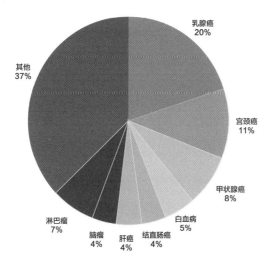

乳腺癌
20%

其他
37%

宫颈癌
11%

甲状腺癌
8%

白血病
5%

淋巴瘤
7%

脑瘤
4%

肝癌
4%

结直肠癌
4%

图6-2 20~39岁年轻人癌症图谱

好消息是，虽然乳腺癌很常见，但死亡率并不高。美国数据显示女性乳腺癌的整体5年生存率高达90%。

在中国，乳腺癌生存率也很高，超过80%。它虽是女性患癌最常见类型，但因此去世的人数却排在肺癌、胃癌、食管癌、肝癌、结直肠癌之后。虽然我们都听说过姚贝娜、陈晓旭、阿桑等明星因乳腺癌去世的消息，但事实上，有更多的患者是能被临床治愈的，只是实在太常见，缺乏噱头而没有被报道罢了。

乳腺癌虽然在中国和欧美生存率都不错，但也有做得很不好的国家。比如，西非年轻乳腺癌患者的死亡率高达48%（欧美不到10%）！

造成这种区别的因素是综合性的，包括筛查、诊断、治疗。更早地发现、确诊，更好、更个性化的治疗方法，都是提升乳腺癌生存率的重要法宝。

**乳房结构与其中细胞**

乳房是个复杂的器官，内部有各种细胞和结构，包括肌肉、脂肪、结缔组织、血管、乳腺腺体等（图6-3）。和其他肿瘤一样，乳腺癌也是自身细胞积累基因突变，并逃脱免疫系统监管后失控生长的产物。

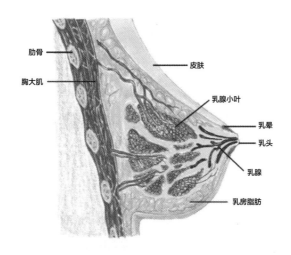

肋骨
胸大肌
皮肤
乳腺小叶
乳晕
乳头
乳腺
乳房脂肪

图 6-3　乳房结构

乳房中任何细胞都会癌变吗？

不是的。

几乎所有的乳腺癌都来自乳腺导管和腺泡的上皮细胞，而不是其他细胞。比如，乳房中很多的脂肪细胞，就极少会癌变。了解了这个，你就会明白为什么并不是乳房越大，患乳腺癌风险就越高，如果主要是脂肪，并不会有更大危险（详见后文《乳腺癌的六个患病因素》）。

## 男性也会患乳腺癌

乳腺癌是分类最清楚，也是最复杂的癌症类型之一，是精准医疗的典范。

比如，从细胞转移程度来看，有从手术就可治愈的早期原位癌，也有需要化疗等综合手段的浸润性癌症。

从原发位置来看，有来自乳腺小叶的小叶癌，也有来自输乳管的乳管癌。

从是否表达 HER2 蛋白表达来分，有 HER2 阳性亚型，也有HER2 阴性亚型。

所以，当被诊断为乳腺癌的时候，首先就得了解具体亚型，因为不同类型乳腺癌的治疗是完全不同的。

虽然 99% 的乳腺癌患者都是女性，但男性患者也是有的。据估计，中国每年有大约 4000 名男性乳腺癌患者。

你可能要问，男性没有乳房，为什么会得乳腺癌？

答案很简单，男性虽然通常没有明显的乳房，但 100% 都有乳腺组织，有能够癌变的上皮细胞。

在进化中，男女的结构没有那么大的差异，主要的区别来自生长时期的激素。对于男性，青春期没有激素刺激乳房发育，因此乳腺组织长期很低调地趴在胸口。

但无论如何，乳腺细胞还是有的，它们虽然没啥功能，但在极少数时候，却有可能恶化。

男性患乳腺癌很罕见，通常发生都是因为一些特殊原因。比如激素分泌失调、雌激素过多，或者先天携带致癌突变。

后者特别值得重视。在男性乳腺癌患者中，很高比例的人携带遗传性基因突变，比如 BRCA1 或者 BRCA2 基因突变。如果直系亲属中有男性乳腺癌患者，大家应该考虑做遗传基因检测，了解自己是否有较高的患癌风险。

# 小结

· 就癌症整体而言，男性发病率高于女性。但在 30 ~ 55 岁，女性是显著高于男性的，因为乳腺癌高发期较早。

· 女性癌症患者中 15% 都是乳腺癌，每年全世界有高达 20 万年轻女性被诊断出乳腺癌。

· 乳房中的脂肪细胞极少会癌变。所以并不是乳房越大，患癌风险就越高。

# 患乳腺癌的六个因素

## 最大的两个风险因素

乳腺癌第一大风险因素是什么？

是当女人！

99% 乳腺癌患者都是女性，所以要躲避乳腺癌，最好的办法就是当个男的。

乳腺癌第二大风险因素是什么？

是变老！

和绝大多数癌症一样，乳腺癌随着年龄增加，发病率会逐步提高（图6-4）。吃个仙丹，永葆青春是防癌的好办法。

这两个因素听起来很搞笑，但从科学统计上而言，确实如此。

从中还可以得出一个明确推论：随着中国女性人口老龄化，乳腺癌人数肯定会越来越多。

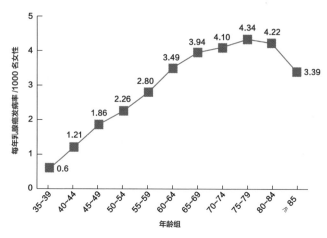

图 6-4　乳腺癌发病率随着年龄增加曲线

# 其他风险因素

除了刚才说的两个因素，乳腺癌还有哪些明确的风险因素呢？

大致可以分为先天因素和后天因素。

先聊聊先天因素。

**第一是激素水平。**

多数乳腺癌细胞生长依赖雌激素。研究表明，女性一生中受雌激素影响时间越长，发病可能性就会越高。月经初潮早（12 岁以前），闭经晚（55 岁以后），没有分娩经历，没有母乳喂养经历等都会让女性受到更高水平的雌激素影响，因此，统计上来讲这些都会增加乳腺癌风险。

**第二是遗传基因。**

一些先天基因突变会增加乳腺癌发病率，其中最主要的就是 BRCA1 和 BRCA2 这两个基因。如果携带 BRCA1/2 突变，乳腺癌发病概率会增加几十倍，甚至上百倍。好莱坞女星朱莉就是因为不幸从妈妈那里遗传了 BRCA1 突变，而不到 40 岁就预防性切除了乳腺和卵巢。

**第三是乳腺致密程度。**

这一点绝大多数人都不知道。研究发现，致密型乳腺患癌概率更高。这不是摸起来的感觉，而是指医学影像中的特征。通常，脂肪越少，腺体越多的乳房，致密度越高。

图 6-5 中，从左到右，致密程度逐渐增加。最左边乳腺含大量脂肪，致密度最低，因此影像上有很多看似透明的区域；而最右边则几乎全是腺体，致密度非常高。

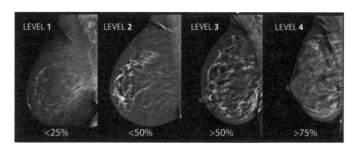

图 6-5　乳腺致密程度图

所以，并不是简单的罩杯大就容易得乳腺癌。如果是以脂肪为主，那么风险并不会增加。

为什么致密型乳腺发病率更高？目前还不完全清楚，但可能和乳腺癌来源有关。前面提到过，乳腺癌通常来自乳腺导管和腺泡的上皮细胞，而不是脂肪细胞。因此，含腺体多的致密型乳腺，或许有更多可能癌变的细胞。

致密型乳腺还带来另一个麻烦，就是使得 X 射线难以检测出肿瘤，这导致筛查难度增加，容易耽误早期干预机会。

相对欧美来讲，中国女性致密型乳腺比较多，因此要特别注意，筛查需要加上不同项目，同时尽量避开其他生活方式带来的致癌风险。

下面再讲讲后天因素，也就是生活方式带来的乳腺癌风险。下面三点是研究最多，也是最应该避免的。

**第一是喝酒**。

16% 的女性乳腺癌是喝酒导致的。

世界卫生组织早就把所有含酒精的饮品，无论红酒、白酒还是啤酒，都列为一级致癌物。因为酒精进入体内会被代谢成为乙醛，而乙醛能引起细胞内 DNA 不可逆的突变，从而导致癌变。中国社会最大的谎言之一，就是每天靠广告疯狂给大众"洗脑"的所谓"养生酒"。

红酒特别值得一提。很多女性开始喝红酒，是因为听说它可能会降低心血管疾病风险，这其实是有争议的。但没有争议的是，红酒对女性是确定致癌因素！2017 年对超过 1200 万名女性的数据分析后发现，即使每天只喝一小杯酒，女性患乳腺癌的概率也会显著增加。

所以，如果女性想要防癌，官方推荐很简单直接：最好别喝酒，实在不行也尽量少喝酒。

**第二是肥胖。**

由于高热量食物的流行，全世界范围内，肥胖成了越来越大的社会问题。

超重会带来很多健康风险，包括心血管疾病、糖尿病、骨关节炎，也包括乳腺癌。

体重增加会显著增加乳腺癌风险。研究显示，超重或肥胖的中老年女性，乳腺癌发病率会增加30%~60%。因此，对于绝经后的女性来说，体重需要好好控制。

为什么肥胖会增加罹患乳腺癌风险呢？目前认为有两个可能原因。其一，脂肪细胞中含有芳香化酶，能把女性肾上腺分泌的雄激素转化为雌激素。前面说了，雌激素水平高会增加乳腺癌风险。其二，肥胖人体内通常胰岛素水平比较高，这和乳腺癌发病率也是正相关的。

**第三是经常熬夜或上夜班。**

我们都知道熬夜对身体不好，但可能很少人知道熬夜会致癌。早在2007年，国际癌症研究机构（International Agency for Research on Cancer,IARC）已经把"熬夜倒班"定义为2A类致癌因素。有两项大规模的独立研究都发现，经常需要值夜班的护士，罹患乳腺癌的概率比普通人群更高。另一项研究发现，经常需要倒时差的空姐，罹患乳腺癌概率也有所提高。

注意：这里不是说"晚睡晚起"不如"早睡早起"，而是说频繁改变生活和睡眠节奏，导致生物钟紊乱，这有害于健康。如果有规律地晚睡晚起，也比不断改变要好得多。

说了这么多增加乳腺癌风险的因素，那有什么办法能降低风险吗？

当然有。

下面两点是有明确数据支持的。

**第一是锻炼。**

2017年，通过分析144万人的大数据，发现锻炼能显著降低至少13种癌症的发病率，其中就包括乳腺癌（图6-6）。而且即使对肥胖的人，锻炼依然有防癌的效果！

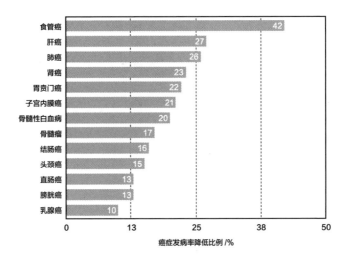

图6-6　长期锻炼可使癌症发病率降低

专家通常推荐每天30~60分钟的运动和锻炼时间。要想防癌，运动量很重要，什么锻炼方式不那么重要，而且也不需要剧烈运动。跑步、球类、太极拳、广场舞……选一种喜欢的、适合自己的运动，坚持下来就很好。

**第二是多吃蔬菜和水果。**

通过对十多项研究结果的综合分析，科学家发现女性多吃蔬菜，或者多吃水果都能稍微降低一些乳腺癌发生率。但防癌效果最好的，是蔬菜和水果都多吃的群体。

多吃蔬菜水果不仅能防癌，还能降低患心血管疾病、中风和很多其他慢性疾病的风险。因此实在没有道理不照做。

《中国居民膳食指南》推荐大家每天摄入 300～500g 蔬菜，其中深色蔬菜占 1/2。同时天天吃水果，保证每天摄入 200～350g 新鲜水果。注意：不能用果汁代替，因为它缺了一些重要成分，比如纤维。

总结一下，乳腺癌的风险因素是很多的，既有先天因素也有后天因素。先天因素我们改变不了，但良好的生活习惯是可以选择的。不抽烟、不喝酒、不熬夜、多锻炼、多吃蔬菜水果等，都能有效地降低每个人乳腺癌的发生概率。

希望大家了解疾病，不再恐慌。

# 小结

· 岁数越大，罹患乳腺癌概率越高。随着中国女性人口老龄化，乳腺癌患者数肯定会越来越多。

· 激素水平、遗传基因和乳腺致密程度是主要的先天风险因素。

· 喝酒、肥胖和作息不规律是主要的后天风险因素。

# 服用避孕药会导致乳腺癌吗

## 避孕药与患癌风险

对广大女性而言，各种避孕手段是伟大的发明，因为它们让性和怀孕分开了。最简单的避孕手段有两种：安全套和口服避孕药。很多女性会倾向口服避孕药，有的人是因为安全套影响身体快感，也有的人是因为信不过男人，觉得还是把主动权掌握在自己手上比较好。

但与安全套相比，避孕药有两个问题值得讨论。

首先，安全套和避孕药并不完全一样。虽然它们都可以有效避孕，但是安全套还有个非常强大的功能，就是帮助抵挡各种性传播疾病，包括能引起艾滋病的 HIV[1] 和引起宫颈癌的元凶 HPV[2]，等等。这个是避孕药替代不了的。所以，如果性伙伴来历不明，菠萝还是强烈建议使用安全套，避免其他意外。

其次，坊间有传闻，说如果长期使用避孕药，得乳腺癌的概率会增加。这是真的吗？

---

1　HIV：human immunodeficiency virus，人类免疫缺陷病毒。
2　HPV：human papilloma virus，人乳头瘤病毒。

在一定程度上，这句话是真的，因为世界卫生组织2012年把主流的口服避孕药（混合激素型）直接列入了1类致癌物（图6-7）。

**Agents Classified by the *IARC Monographs*, Volumes 1–122**

| CAS No. | Agent | Group | Volume | Year[1] |
|---|---|---|---|---|
| | Estrogen-progestogen oral contraceptives (combined) (NB: There is also convincing evidence in humans that these agents confer a protective effect against cancer in the endometrium and ovary) | 1 | 72, 91, 100A | 2012 |

图6-7　世界卫生组织将口服避孕药列为1类致癌物

真的这么吓人吗？为什么避孕药会增加患乳腺癌风险呢？

要回答这个问题，大家首先要知道女性怀孕的必要条件，以及目前主流的避孕药是怎么工作的。

女性之所以怀孕，是因为卵巢生成的卵子遇到了精子，成为受精卵。随后，受精卵移动到子宫，在内膜上着床，然后在那里吸收营养和氧气，慢慢发育成一个婴儿。

从科学上看，怀孕简直堪称奇迹，因为它实在是个非常难的事儿。从排卵到着床，任何一个过程被打破，都无法成功。

现在市面上的主流避孕药就是靠干扰上面提到的多个步骤，从而有效避免怀孕。

第一，避孕药能直接阻止身体排卵；第二，避孕药会改变宫颈黏液，从而使精子很难通过子宫颈，从而无法碰到卵子；第三，避孕药也会改变子宫内膜，从而阻止受精卵着床。

总而言之，避孕药就像《西游记》里捣蛋的神仙、妖怪，设置各种障碍，不让唐僧取经成功。

避孕药为什么有这些效果呢？

靠激素！目前的主流避孕药属于混合激素型，含有一定剂量的两种人造激素：雌激素和孕激素。

正是这两种激素，起到了调节女性生理功能，进而发挥避孕的作用。也正是这两种激素，让人担心长期服用会增加乳腺癌风险。

确实，不少乳腺癌的生长都依赖雌激素和孕激素，从直觉来看，使用更多的激素确实让人担心，这不是伪科学，而是真实存在的风险。

研究数据到底是怎么样的呢？

## 1 万与 1

欧美从 20 世纪 60 年代开始就广泛使用避孕药，时间要远远早于中国，所以他们这方面的数据比较多。从目前欧美的研究来看，避孕药确实有风险。

通过大规模观察比较长期使用避孕药和不使用避孕药的女性，发现长期使用避孕药的女性，乳腺癌和宫颈癌风险有一定程度增加。这就是为什么世界卫生组织把它列入了 1 类致癌物。

咱们看一些具体的数据吧。

1996 年的《柳叶刀》发表论文，通过研究 15 万女性的数据，发现使用过避孕药的女性乳腺癌相对风险增加了 7%~24%。如果女性停止使用避孕药，风险就开始下降，如果停药超过十年，那么患乳腺癌风险恢复到和普通人一样。

随后，又有好几篇类似文章建立了类似的联系。

但是这个结论一直饱受争议，一个重要原因，就是以前的研究里，女性使用的是老一代避孕药，里面的激素含量比现代的高。

那新一代激素含量更低的避孕药是否还有风险呢?

为了解决这个问题,丹麦科学家对国内 180 万 15～49 岁的女性进行了十多年的跟踪统计,结果发表在 2017 年的《新英格兰医学杂志》上。

研究发现,长期服用新一代避孕药的女性,乳腺癌风险依然比不使用的女性平均高 20%。而且这个风险和使用了多少年的药有关,如果低于一年,风险只增加 9%,如果超过十年,风险就增加 38%。

所以,目前证据确实显示,无论是老一代还是新一代避孕药,都和乳腺癌风险增加有关。

但是大家也不用恐慌,就像研究者在文章末尾特别指出:虽然避孕药会增加乳腺癌风险,但其实中招的概率依然不高。

如果 1 万名女性连续使用 1 年的避孕药,你猜其中会有多少人未来会因此得乳腺癌?

大约 1 个!


**乳腺癌家族史会强化风险**

有人可能会问,刚才说的是普通女性,但如果有乳腺癌家族史,尤其是携带遗传风险因素,比如好莱坞影星朱莉那样的具有 BRCA1 或 BRCA2 基因突变的女性,还能使用避孕药吗?会不会增加风险呢?这是个好问题。事实上,有科学家专门研究过这个问题。

《美国医学会杂志》上发表的一项研究发现,有乳腺癌家族史的女性,如果服用过避孕药,那么患乳腺癌的概率会增加 11 倍。

需要强调的一点是,参与这项研究的多数女性都是在 1975 年之前服用避孕药的，当年药片中的雌激素和孕激素水平比现在的高不少。因此这个数据可能对现在没有太强的指导意义。

这种风险还可能和个体特定的基因突变有关。比如最近的一些研究表明，服用避孕药增加了携带 BRCA1 基因突变的女性患乳腺癌风险，但没有增加携带 BRCA2 基因突变的女性患癌风险。这背后的原因并不完全清楚。

总之，如果有乳腺癌家族史或携带 BRCA1/2 基因突变的女性，避孕药中的激素对她们的影响很可能比普通人群更强。在服用之前确实应该更加谨慎，提前与医生讨论和咨询，看是否可行，或是否有替代的办法。

## 利大于弊

如果避孕药会增加乳腺癌风险，那为什么医药主管部门没有禁止它的使用，我们还能继续买到它呢？

因为对于大多数女性，避孕药的整体好处大于风险。

一方面，避孕药给女性生活带来了很多便利，绝对不可忽视。

另一方面，也是更重要的，是避孕药和癌症之间的关系很复杂。虽然它有可能略微增加乳腺癌的风险，但也同时可能降低子宫内膜癌、卵巢癌、结直肠癌风险。

什么？避孕药还能降低癌症发病率？

是的。

比如，2018 年的一项研究发现，长期服用避孕药的女性，子宫内膜癌的风险至少下降30%。

关于卵巢癌和结直肠癌的研究更多，显示服用避孕药的女性卵巢癌风险下降30%~50%，而且服用避孕药时间越长，似乎保护效果越好。多个研究显示，这些女性结直肠癌的风险也下降15%~20%。

这就很有趣了。

为什么含有激素的避孕药能降低子宫内膜癌、卵巢癌和结直肠癌风险呢?

这个并不是完全清楚，其中研究还在积极进行，目前认为的一些机制包括:

· 激素能抑制子宫内膜细胞生长，从而降低子宫内膜癌发生概率。

· 避孕药会抑制排卵，所以能降低女性一生中的排卵总数。这导致天然雌性激素分泌减少，从而降低了卵巢癌概率。

· 避孕药能降低胆酸浓度，从而降低结直肠癌风险。

总而言之，从数据来看，并不能简单地说避孕药是致癌物。

加之一些其他益处，对于大多数女性，尤其是年轻女性，它的整体好处大于风险，依然是一个值得考虑的选择，无须因噎废食。

最后要强调一点，本文中的避孕药是指长期服用的药物，不包括紧急避孕药，后者成分和作用机制完全不同，对女性身体可能带来额外风险，请各位男士保护女士，尽量避免使用。

## 小结

· 口服避孕药如果含有激素，可能增加乳腺癌发病风险。风险和使用了多少年避孕药有直接关系，时间越长，风险越高。

· 如果有乳腺癌家族史或携带 BRCA1/2 基因突变，使用避孕药需要更加谨慎。

· 服用避孕药整体利大于弊，而且长期使用避孕药的女性，子宫内膜癌、卵巢癌、结直肠癌风险降低。

# 宫颈癌是最容易规避的癌症之一

国家卫健委印发了《宫颈癌筛查工作方案》和《乳腺癌筛查工作方案》，进一步完善了危害我国女性健康的两大癌症的筛查服务。我们来聊聊，宫颈癌到底该怎么筛、怎么防？

问题：假如每个人都做好预防工作，哪一种常见癌症可能最先从地球上消失？

我的答案是，宫颈癌。

宫颈癌是最常见的妇科恶性肿瘤之一，中国也是高发区。2015 年，我国宫颈癌新发病例 13 万，占了全球的近 30%。

但它其实是最容易规避的癌症之一，因为一级预防和二级预防都非常有效！

• 一级预防，是指规避患癌的风险因素，从根本上降低癌症发生概率。目前有效的方法包括通过戒烟来预防肺癌，控酒来预防肝癌，防晒来预防皮肤癌等。

• 二级预防，是指筛查早期病变或良性肿瘤，尽早除去隐患，防止它变成恶性。目前有效的方法包括用肠镜筛查结直肠癌，用胃镜筛查胃癌，用 X 射线和超声筛查乳腺癌等。

如果患某种癌症，我们既不知道发病的主要原因，又没有好的办法筛查，那一级预防和二级预防都没法做。这类肿瘤通常一发现就是晚期，治疗效果很不好，比如胰腺癌、脑胶质瘤等。

反过来，如果对某种癌症，我们能同时做好一级预防和二级预防，它的发病率和死亡率就应该会显著降低。

肺癌就是一个典型例子。它既有一级预防方案（控烟，治理室内外空气污染等），又有二级预防方案（低剂量螺旋 CT 筛查）。

正是得益于这些预防工作的成功开展，从 1990 年到现在，美国男性肺癌死亡率下降了接近 50%！很遗憾，在中国，这两种预防我们都还做得不好，所以肺癌依然是中国第一大癌种。

但如果要说在理想状态下最容易预防的，还得算是宫颈癌！

和肺癌一样，宫颈癌既能做一级预防，又能做二级预防！

宫颈癌的一级预防是所有癌症里面相对最容易的，因为发病原因非常清楚：高达 99% 的宫颈癌都是由高危 HPV（人类乳头瘤病毒）持续感染导致的，因此，只要防住高危 HPV 感染，理论上就能预防住几乎所有的宫颈癌！

怎么防住 HPV 病毒呢？接种 HPV 疫苗！

HPV 已经有很好的疫苗在中国上市了。目前市面上的宫颈癌疫苗分为 2 价、4 价和 9 价。

简单而言，无论是 2 价、4 价还是 9 价疫苗，只要正确接种，都能有效地预防绝大多数中国高危 HPV 感染，并且显著降低宫颈癌发生概率。具体选择哪一种，要考虑年龄、地域、身体状况、经济条件等多种因素。

遗憾的是，中国的 HPV 疫苗接种率并不高。其中一个重要原因，是网络上有很多营销文为了流量，长期制造大量谣言来妖魔化疫苗，夸大其副作用，导致很多人不敢接种。事实上，全球已经有上亿人次接种过这个疫苗，安全性是非常好的。

因为谣言而活活错失这个有效的一级预防手段，非常可惜。

宫颈癌不仅有疫苗，还有很不错的二级预防（筛查）手段。

目前宫颈癌的筛查有两种主要的方法，分别是"宫颈细胞学检查"和"高危HPV病毒筛查"。

宫颈细胞学检查，目标是提前发现早期的异常细胞。宫颈细胞从开始出现异常，到真正癌变，平均需要十年，所以给我们提供了筛查的机会。

宫颈细胞学检查，传统是用巴氏涂片（PAP），但目前中国最常见的是薄层液基细胞技术（TCT）。它们的本质都是通过取一些子宫颈周围的细胞样本，放到显微镜下观察。专业医生就可以判断样品里是否有生长异常的细胞，恶性程度有多高，是否需要进一步检查或治疗等。

下面就是显微镜下看到的宫颈脱落的正常细胞和异常细胞对比（图6-8）。

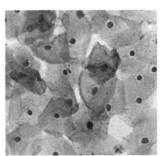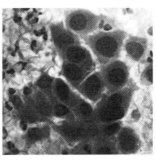

图6-8　正常细胞（左图）与异常细胞（右图）

如果出现了异常细胞，医生就需要进行进一步的检查，比如做阴道镜，然后做出相应的处理方式。

从 20 世纪 60 年代开始，宫颈细胞学检查就在欧美开始被推广，成为最早的癌症筛查手段之一。很快，这些国家的宫颈癌发生率和死亡率就开始大幅下降（图 6-9）。英国、美国等国家死亡率减少了超过 70%！

最早的 HPV 疫苗 2006 年才上市，所以这些进步几乎全部要归功于宫颈细胞学检查。

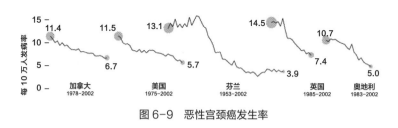

图 6-9　恶性宫颈癌发生率

除了宫颈细胞学检查，高危 HPV 病毒筛查也是一种常见的二级预防手段。

HPV 病毒有 170 多种亚型，其中 10 多种和宫颈癌密切相关，属于高危亚型。其中最关键的是 HPV16 和 HPV18，70% 左右的宫颈癌都是这两种病毒亚型导致的。

高危 HPV 病毒筛查，一般是通过检测宫颈细胞样品，来判断女性体内是否携带高危 HPV 病毒。

必须指出的是，女性即使被高危 HPV 感染，并不意味着一定会得宫颈癌，只是提醒风险会增加，需要做进一步的检查。

也是由于"HPV 感染 ≠ 宫颈癌"，所以高危 HPV 病毒检测很少单独用于筛查，通常都是配合宫颈细胞学检查，作为整体筛查的一部分。

如果两种方法同时使用，根据二者结果的组合，有相应的推荐处理方法。

| 宫颈细胞学 | 正常 | 正常 | 正常 | 轻微异常（ASC-US） | 显著异常 | 显著异常 |
|---|---|---|---|---|---|---|
| 高危HPV病毒 | 阴性 | 阴性（HPV16/18） | 阴性（HPV16/18） | 阴性 | 阴性 | 阳性 |
| 参考处理方式 | 3年后再重新筛查 | 阴道镜检查 | 1年后复查 | 1年后复查 | 阴道镜检查 | 阴道镜检查 |

下一个问题，宫颈癌筛查什么岁数开始做？多久做一次呢？

目前推荐有性行为的女性从21岁开始做宫颈细胞学检查。不用每年都做，如果上一次检查没有发现问题，每3年做一次就好。

从30岁开始，可以加上每3~5年做一次高危HPV病毒筛查。数据显示，30岁以下女性做HPV病毒筛查意义不大。

宫颈癌是目前为止唯一既有预防性疫苗又有很好筛查手段的癌症类型。无论是国家还是个人，这两把保护伞，都应该好好利用。

有人说，既然已经能筛查，是不是就不用打疫苗了呢？

当然不是。

科学上而言，预防是上策，筛查是中策，治疗是下策。我们最希望的还是防患于未然，所以筛查无法取代疫苗，对于有条件的适龄女性，专家推荐疫苗和筛查都好好做。

不过中国确实有个现实国情，就是农村经济不发达，有可能无法承担疫苗费用。在这种情况下，如果站在社会经济学上，便宜简单的筛查方案，可能是更容易推广的办法。

总之，宫颈癌是最容易预防的一种癌症，如果大家都能做好，相信在未来，它就会变成一种罕见病了。

# 关于宫颈癌疫苗，你要知道的 13 件事

2017 年 7 月，千呼万唤的 HPV 疫苗终于在国内上市了！

葛兰素史克（GlaxoSmithKline，GSK）公司的希瑞适 [ 人乳头瘤病毒疫苗（16 型和 18 型）] 获得中国食品药品监督管理总局（China Food and Drug Admini-stration，CFDA）的上市许可，成为国内首个获批的预防宫颈癌的 HPV 疫苗。

HPV 疫苗接种和宫颈癌筛查一起，将为中国女性预防宫颈癌提供更好的手段。希瑞适在中国注册用于 9~25 岁女性的接种。

关于 HPV 感染和 HPV 疫苗大家有各种各样的问题，今天这篇文章都可以告诉你！

## 人是怎么感染 HPV 的？

HPV 感染率其实是很高的，一项基于美国人群的调查研究显示，有性行为的男性和女性一生中感染 HPV 的概率高达 85%~90%，HPV 并非只是通过性生活传播，一定程度的皮肤黏膜的接触都可以导致 HPV 感染，所以 HPV 感染是常见现象。而 99.7% 宫颈癌又伴有 HPV 感染，这也是它普通而可怕的原因。

**如何判断是否感染了 HPV？**

目前可以通过从宫颈、阴道取样，检查 HPV DNA 或者 RNA 来判断是否有 HPV 感染。HPV 检测的敏感性已经达到了 99%；然而，检查结果阴性不代表这个人没有感染过 HPV。因为 HPV 感染十分常见，一个女性一生中大约有 80% 的概率感染 HPV，绝大部分人能通过自身免疫力清除病毒，只有持续的 HPV 感染才会导致宫颈病变等。

目前，也可以通过检测尿里面的 HPV 来诊断，这个方法尚未通过美国食品药品监督管理局（Food and Drug Administration，FDA）批准用于临床。它的缺点是敏感性只有 70%~80%，优点是取样很容易，不像宫颈、阴道取样需要去医院做妇科检查。

**HPV 感染有特效药吗？**

没有！

避孕套是防止 HPV 传播的有效手段，但可靠性也不是 100%。

可以说，接种 HPV 疫苗是目前已知的针对宫颈癌及其他可能由 HPV 感染导致的疾病的最佳预防手段。

希望它的上市和推广能够让更多国人受益。

**什么是 HPV？**

HPV 中文名称为人乳头瘤病毒，主要通过性传播，如果进入生殖器、口腔或者咽喉，就可以导致传染。

目前，约有 200 种类型的 HPV 被判别出来，其中有 30 ~ 40 种会通过性行为传染到生殖器及周边皮肤。研究发现，99.7% 的宫颈癌都是感染 HPV 导致的，不同类型的病毒带来的健康风险也各有差异。

某些类型的 HPV 可引起生殖器疣病，还有一些 HPV 类型与细胞癌变有关。HPV 感染可引起宫颈癌，这一点很多人都已经知道。而事实上，这些病毒也可以引发其他相对少见的癌症，例如外阴癌、阴茎癌、喉癌、肺癌、食管癌和肛门癌等。

大多数人在感染 HPV 后毫无症状，不会出现发热、局部红肿等容易辨别的征兆。多数 HPV 感染也会自行痊愈，但也存在少数未自愈的人依旧浑然不知。

HPV 感染是最常见的性传播疾病，如果性行为频繁，在一生中难免会发生 HPV 感染。HPV 感染是如此普遍，而又如此不容易被察觉，因此疫苗在风险预防中就起到了尤为重要的作用。

### HPV 疫苗现在有几种？

目前在中国上市的 HPV 疫苗有 3 种，分别是 2 价疫苗 [ 国产 2 价 HPV 疫苗（大肠杆菌）、进口 2 价 HPV 吸附疫苗 ]、4 价疫苗和 9 价疫苗。

什么叫"价"？HPV 是一个大家族，里面有上百名兄弟姐妹，我们称为 HPV 类型。这些兄弟姐妹中，有几个特别不安分的：HPV11 和 HPV6 这两种与尖锐湿疣关系较大，HPV16、HPV18 和宫颈癌关系较大，其他还有几个比较不安分的，比如 HPV31、HPV33 等。

如果一个 HPV 疫苗能够预防 HPV16 和 HPV18 两型，我们就管它叫 2 价疫苗；能预防 HPV6、HPV11、HPV16、HPV18 四型，就叫 4 价疫苗；以此类推能预防 9 种 HPV 类型，就叫 9 价疫苗。

## 2价、4价、9价疫苗哪一个更好？

没有最好的疫苗，只有更适合的方法。当然接种有年龄限制，2价疫苗针对9~45岁人群，4价疫苗针对20~45岁人群，9价疫苗针对16~26岁人群。价格方面则是价多价更高。国际各个指南中均不建议在接种2价疫苗之后再接种4价或9价疫苗。

## 接种疫苗前发现自己已经存在HPV感染是否需要治疗？

国际医疗界基本认同的观点是：目前没有有效的治疗措施，不推荐对HPV的携带状态进行治疗。虽然没有明确有效的治疗药物，但是，别忘了我们体内时刻辛勤工作的免疫系统。

## HPV疫苗安全吗？

安全。

从疫苗的制备上来说，HPV疫苗用的是病毒样的颗粒，就是按照HPV外形做了一个空心的仿冒品，诱导机体产生抗体来抵抗HPV的入侵。就好比你去蜡像馆和"玛丽莲·梦露"照一张合影，"梦露"很逼真，你也很开心。

从疫苗临床研究及上市后的研究结果来看，这3种疫苗都是安全的，其中2价和4价疫苗的上市时间长一些，它们上市后的结果更全面。

总体来说HPV疫苗的安全性良好，不良反应与其他疫苗相似。有些观察发现，接种疫苗后出现晕厥的概率增加，所以建议接种后在诊所观察15分钟。这种晕厥不是HPV疫苗独有的特性，在青少年中接种其他疫苗后，也有这种晕厥概率增加的表现。

注射局部反应也很常见。上市后的数据显示，从 2006 年到 2013 年全美有 5700 万次接种 4 价疫苗的记录，在疫苗不良事件报告系统（vaccine adverse event reporting system，VAERS）中，一共有 21194 起不良反应记录在案。这些不良反应中，以头痛、恶心、呕吐、乏力、头晕、晕厥、虚弱等最为常见。

截至 2011 年有 72 例注射后死亡发生，其中 34 例得到确认，并没有发现死亡和疫苗注射有关。

大家可能想问，如果注射了疫苗，人不久就去世，为什么不能确认死亡是疫苗接种引起的呢？难道是政府包庇吗？

并不是，如果注射疫苗后，人就去世了，很容易让人感觉是疫苗导致了死亡，但事实上，这是思维的误区。两件事在时间上先后发生，并不说明前一事件造成了后一事件。

世界上有一种东西叫"巧合"。

很简单的例子，比如注射疫苗后，出医院不幸因车祸而死亡。你能说是注射疫苗导致的死亡吗？

每时每刻都有人因为各种原因死亡，由于已经接近 2 亿人接种了 HPV 疫苗，所以很可能存在有人注射后随机发病死亡的情况。如果不理解这一点，只因为猝死刚好发生在疫苗接种以后，就下结论是疫苗导致的，这是很武断的。

目前，大数据科学研究，并没有发现 HPV 疫苗有明显的风险。否则，它就被撤市了，政府不会为了一个区区药厂利益而牺牲国民的健康。

## HPV 疫苗能管多长时间？

一般接种 3 次疫苗，之后不需要补接种。确切的保护有效时间还没有数据，但是根据疫苗研究的随访来看，截至 2019 年，2 价和 4 价疫苗接种后 12 年、9 价疫苗接种后 7.6 年疫苗相关型别抗体阳性率仍大于 90%，且未发现 HPV 疫苗型别相关癌前病变。所以目前认为不需要补接种。

### 怀孕期和哺乳期女性能接种 HPV 疫苗吗？

不建议怀孕期女性接种，哺乳期女性则慎用 HPV 疫苗。

如果接种疫苗后发现自己怀孕，也不要过于紧张，常规孕期检查即可。余下针剂待哺乳期结束后再行接种。

### HPV 疫苗可以和其他疫苗一起接种吗？

不建议一同接种，虽然理论上它们之间的效果不存在冲突，但是同时接种不利于进行不良反应的识别。

### 听说疫苗是给小女孩打的，我超过 26 岁了还有用吗？

标准的 HPV 疫苗接种对象是 9 ~ 26 岁的女性和男性。

如果是 27 ~ 45 岁的女性，研究发现对既往没有感染 HPV、既往感染或正在感染 HPV 及曾因宫颈病变治疗后的女性，接种 4 价疫苗也是可以显著获益的，因此推荐接种疫苗。

### 小女孩打了疫苗，小男孩要不要打？

和谐社会需要大家一起建造，小女孩打了 HPV 疫苗，小男孩也是应该打的。

男性接种 HPV 疫苗可以预防尖锐湿疣及其他 HPV 相关癌症，如肛门癌、阴茎癌、口咽癌等，在某种程度上也能降低女性伴侣感染 HPV 的风险。但值得注意的是，目前国内还没有获批男性接种 HPV 疫苗的相关适应证，预计至少要到 2025 年才能获批。

# 卵巢癌是被低估的女性隐形杀手

卵巢癌是最常见的女性肿瘤之一，每年全世界有超过 30 万人被确诊，中国就有 6 万。

但大家可能不知道，在自然界中，卵巢癌却是一种罕见的癌症。虽然很多的雌性动物有卵巢，但它们却不会得卵巢癌。

事实上，自然界中已知会高发卵巢癌的动物只有两种，一种是人类，另一种是什么呢？我先留个悬念，大家可以猜猜试试，答案在后面揭晓。

说回卵巢癌，为什么这么多动物，偏偏人类患卵巢癌的多呢？

原因并不是 100% 清楚，但很可能和排卵规律有关。

和其他动物相比，人类的卵子数量肯定不是最多的，人一次通常产 1 个卵子，而脊椎动物中的产卵冠军翻车鱼，一次就能产 3 亿个！300000000 个！

但人类的排卵周期数是动物界顶尖的。

自然界中，很少有动物像人一样，性成熟后，女性每个月都在排卵，而且要持续几十年，也就是一辈子要完成排卵几百次。

在野外，雌性动物排卵次数要少得多，不仅因为寿命没那么长，而且绝大多数都是季节性发情，也就是季节性排卵。说白了，发情就是为了保证在排卵的时候受精怀孕。

最近刚立春，小时候看《动物世界》，一句最经典的旁白就是："春天到了，万物复苏，又到了动物交配的季节。"

动物排卵不一定都在春天，而是和怀孕期长短有关，关键是要让后代出生的时候比较舒服，提高成活率。猫的孕期短，只有两个月，所以母猫确实喜欢"叫春"，然后初夏迎来一堆小猫。而孕期较长的动物，像山羊、斑马等发情期却在秋天，这样怀孕后正好到第二年春暖花开、食物丰盛的时候产下幼崽，免得挨冻挨饿。

假如人类只在春天排卵，那天蝎座或者射手座早已占领地球。

对动物来说，在错误的时候排卵，即使怀孕产子，后代生存率也很低，完全是对能量的浪费。而人类因为获取食物能力超强，好像并不在乎这点浪费，所以女性可以常年排卵，而且还是好多年。

有能量就是任性！

但任何事儿都是双刃剑，也正是这种高排卵次数，给女性带来了额外的卵巢癌风险。

不仅人和动物比是这样，人和人比也是这样。

研究发现，女性卵巢癌的风险和排卵周期数量是直接相关的，排卵周期数量越多，风险越高。所以，月经初潮越早绝经越晚的人，卵巢癌风险越高。

反过来，很多降低排卵数量的因素，也能降低卵巢癌的风险。

比如，怀孕并正常分娩的年轻女性，患卵巢癌的风险就更低，而且每怀孕分娩一次，都会进一步降低风险。

更直接的一个证据，来自避孕药。

大量研究都证明，长期使用口服避孕药会显著降低女性患卵巢癌的风险，因为这抑制了排卵。服用避孕药的时间越长，风险越低。

关键问题来了，为什么排卵频繁会增加卵巢癌风险？

主流猜想是"慢性损伤理论"。

每个排卵周期，都会引起卵巢上皮细胞的损伤和后续修复（女性真的不容易！），这些一方面会增加细胞分裂次数，积累突变，另一方面还会带来慢性炎症。

我以前就说过，长期慢性损伤是一种普遍的致癌风险！比如吸烟带来的肺部损伤、日晒带来的皮肤损伤、乙肝病毒带来的肝损伤等。

当然，排卵周期数多的人更容易得卵巢癌，也可能意味着导致她们排卵周期多的因素（比如基因和激素水平），也增加了卵巢癌风险。

这很类似个子高的人患癌风险高，并不是个子高本身致癌，而是导致个子高的因素（比如生长激素），也增加了患癌风险。

现在来解答前面留下的悬念：除了人类，还有什么动物容易得卵巢癌呢？

你猜的是什么呢？

是母鸡！准确地说，是蛋鸡，人类一代一代筛选出来专门下蛋的鸡。

你猜对了吗？

要比排卵次数，当然没有任何动物能比得过蛋鸡。中国是全世界蛋鸡最多的国家。我们有很多优良的蛋鸡品种，一只鸡每年都能产接近 300 个蛋！

女性是每个月排卵，而蛋鸡是几乎每天都排卵！

事实上，蛋鸡才是地球上卵巢癌发病率最高的物种！它们得卵巢癌的概率，是排在第二的人类女性的 10 倍！

蛋鸡容易得卵巢癌，再次从另一个角度证明了卵巢癌和排卵次数是有密切关系的。

鸡得卵巢癌，说起来也是够冤的。本来野鸡的卵巢癌很少，它们只在固定的季节下蛋，而且下不了几个就开始孵蛋。毕竟下蛋也是为了繁殖后代，孵出来才算完成了闭环。

但人类发现鸡蛋很好吃。但野鸡下蛋的节奏肯定不行啊！为了美食，我们靠毅力，靠智慧，数年如一日，愣是真找到了非常爱下蛋，且不爱孵蛋的母鸡品种。

蛋鸡失去了自由，人类实现了鸡蛋自由。

卵巢癌听起来很糟糕，但对多数蛋鸡而言，根本活不到得卵巢癌那一天。

和人类一样，鸡的卵巢癌发病率也和年龄有关，2 岁发病率就显著提高（人是 40 岁），大概 4 岁到达发病高峰（人是 60 岁），这个年龄 1/3 的蛋鸡都会得卵巢癌。

但是，蛋鸡一般根本活不到 2 岁。从 6 个月开始高频下蛋，1 年之后就会力不从心，产出显著下降，于是就被开除工作淘汰了。很多"蛋鸡"变身成了"肉鸡"，成了街边的烧鸡、扒鸡和烤鸡。

我关注鸡的卵巢癌，主要是因为它有巨大的科研价值。

首先，它可以用于证明排卵和卵巢癌的关系。

有一种蛋鸡因为天生基因突变，排卵率远低于正常同类，结果它们的卵巢癌也减少了 80% 以上。甚至有科学家给蛋鸡长期使用避孕药，你猜怎么着？卵巢癌果然也减少了。

更重要的是，在很多方面，鸡的卵巢癌都和人类的非常像（图6-10）。不仅在显微镜下看起来很像，而且有类似的基因突变。另外，症状也像，比如都容易转移，都会引起腹水等症状。

因为这些相似性，现在科学家正在拿鸡的卵巢癌当作模型，来研究疾病的发病机理，并测试各种新型的卵巢癌药物。

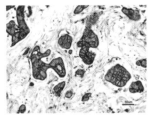 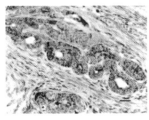

人的卵巢癌组织　　　　　　　鸡的卵巢癌组织

图6-10　鸡和人的卵巢癌在显微镜下的对比

由于卵巢癌早期没啥症状，而且恶化很快，所以很难通过筛查发现早期肿瘤并及时治疗。目前看来，针对晚期卵巢癌的研究意义重大。

卵巢癌的治疗已经出现了一些新药和曙光，包括大家熟悉的PARP抑制剂，还有在美国上市的抗体偶联药物ELAHERE。相信还会有更多的突破，更多患者能早日康复。

# 7

第七章

## 关于癌症
## 的传言

# 高大上的防癌体检靠谱吗

国内现在有各种各样的防癌体检套餐，肿瘤标记物、PET-CT、新一代基因测序，一个比一个拉风，一个比一个昂贵。比如近几年被誉为防癌体检神器的"全身PET-CT"，价格近万元，却丝毫阻止不了大家的热情。有钱就去做个PET-CT！爱他（她）就送他（她）去做PET-CT！我有一个朋友他们公司的年终大奖就是赠送优秀员工"PET-CT防癌体检套餐"。还有很多人把去日本做PET-CT检查搞成了专门的旅游项目。那么问题来了，体检是不是越贵越好？这些高大上的防癌体检有用吗？

我可以负责任地告诉大家，在美国是没有普通大众会去做PET-CT或者肿瘤标记物这类防癌体检的。

美国人为什么不去做？不是因为穷或者笨。原因很简单：保险公司拒绝报销任何费用！

大家也许知道，在美国，医疗费用绝大多数由私营保险公司承担，因此任何一种检查或治疗方式想要收到钱，都必须经过保险公司严格的审查。保险公司目的是赚钱，因此只会对有用的产品付费。"有用"包括两层含义，如果这东西对患者必需，那肯定有用，例如抗癌新药；如果这东西不必需，那就要看长期而言它是否能给保险公司省钱，比如防癌体检。

晚期癌症的治疗是非常贵的，如果能靠体检早发现癌症，减少晚期癌症患者数量，那么对保险公司而言是非常有利可图的。因此，虽然保险公司是商业机构，最终目的是赚钱，但面对防癌体检，他们和患者的利益是完全一致的，都是希望早日发现癌症，早日治疗，避免晚期癌症发生。

PET-CT 或者肿瘤标记物对癌症患者或极少数超高危人群（例如安吉丽娜·朱莉）是有价值的，这些无创检查能帮助监控癌症进展，尤其是复发。但它们对于健康人做体检筛查是无效的，因此保险公司不推荐大众做昂贵的防癌体检，也不报销费用。值得注意的是，这种态度不仅限于商业保险机构，美国国家癌症研究所和美国绝大多数医生也都不支持大众做 PET-CT 或肿瘤标记物检查。

下面简单分析一下为何 PET-CT 不适合普通人作为防癌体检项目。

PET-CT 的主要价值是用于局部癌症（比如肺癌）患者的确诊和复发的监控，美国权威机构明确反对使用全身 PET-CT 给健康人体检，一是它用在普通大众身上有很高的"假阴性"和"假阳性"概率，对于发现早期癌症几乎没有价值；二是因为 PET-CT 本身就致癌，所以普通人根本就不应该用。

与很多广告宣传不同，全身 PET-CT 扫描分辨率并不高，对于小体积的早期肿瘤毫无办法。临床上使用 PET-CT 多数时候都只专注看一个地方，比如肺癌患者就只看肺部、脑瘤患者就只看脑部，必须知道看哪里，才能看出区别。如果都不知道看哪里，看 PET-CT 基本就是抓瞎。同时，PET-CT 对不同癌症种类敏感度不同，膀胱癌、前列腺癌等常见癌症很难通过全身 PET-CT 检查发现，因此，这个测试有很多"假阴性"，也就是说有癌症查不出来。

同时，PET-CT 也有很多"假阳性"，就是没有癌症被误诊为癌症。炎症、结核等良性病变都可以被 PET-CT 误诊为癌症，导致过度治疗。比如，PET-CT 体检在中国台湾地区曾导致多名患者甲状腺炎被误诊为甲状腺癌、肺结核或肺炎被误诊为肺癌，从而导致错误手术切除器官的悲剧。

如果 PET-CT 只是没用，"谋财不害命"也就罢了，但更糟糕的是，PET-CT 是带较强放射性的检查，本身就是"致癌因素"。顾名思义，PET-CT 包括了 PET 和 CT 两种成像技术，而这两种技术都是放射性的。做 PET 需要直接向身体内注入放射性物质，这样才能在仪器上显影，而 CT 本身就是用比较强的辐射来成像。这两种辐射来源都可以对 DNA 造成破坏。我们都知道晒太阳时紫外线是可能致癌的，而做一次 PET-CT 就大概等于在海边晒十年的太阳！你没看错，是十年！事实上，做完 PET-CT 的患者由于体内含有放射性物质，按规定都需要和家人隔离一小段时间，不能接触孕妇、婴儿和儿童，而这个重要信息在很多大力推荐 PET-CT 体检的地方也被刻意忽略了。各类电离辐射对小孩子尤其危险，大量数据证明了很多甲状腺癌都明确地和儿童时期接触放射性物质相关。

虽然 PET-CT 的射线辐射不像核电站泄漏那么强，做一次就致癌的可能性微乎其微，但如果每年做一次全身 PET-CT，那真的是自作孽不可活，估计没癌也会搞出癌来。可以肯定，天天忽悠让他人做 PET-CT 体检的人，是不会让家里人年年来做这个检查的。

这么多的不靠谱，加上它令人咋舌的价格，我觉得授予 PET-CT "性价比最低体检项目"的光荣称号并不为过。下次公司再送给你 PET-CT 体检套餐作为年终奖的时候，我强烈推荐大家去要求折现，即使换成餐饮代金券也行。

另一个经常被大力宣传的体检项目是查"肿瘤标记物"。现在很多体检项目都包括测量血液中各种肿瘤标记物，比如癌胚抗原、甲胎蛋白、糖抗原等。这个价值大吗？

在我回答这个问题之前，请大家自己先去网上搜索关键词"癌症 体检 虚惊"，我曾试了一下，能搜到近 10 万网页！其中很多虚惊都来自肿瘤标记物检测，这其实就已经回答了刚才的问题。

肿瘤标记物和 PET-CT 很像，主要价值在于对癌症患者的监控，而不是健康人体检。标记物在患者治疗过程中或者治疗后，可以监控癌症生长和复发等情况。"肿瘤标记物"在健康人体检中，并不能真的用于判断人是否患了癌症。

第一，没有一个"肿瘤标记物"是癌症特有的，良性肿瘤、胚胎组织乃至正常组织都可能表达这些标记物，这会导致"假阳性"。发炎、感染，甚至皮肤病之类的都可能导致"肿瘤标记物"上升，如果这时候做检查，可能会把人吓个半死，这就是很多人防癌体检虚惊一场的原因。事实上，如果用于普通大众体检，98%~99% 的肿瘤标记物检测阳性结果都是假阳性。

第二，没有一个"肿瘤标记物"是所有癌症都有的，比如乳腺癌的标记物肺癌就没有、肺癌的标记物直肠癌就没有。更重要的是，很多癌症没有任何好的标记物可用，这就会导致大量"假阴性"。比如你检测乳腺癌的标记物，你是查不出是否有肺癌、直肠癌、胃癌的。科学家还没有发现广谱的"肿瘤标记物"，现在体检的任何一种"肿瘤标记物"，即使有效，也只对某一种癌症有意义，即使阴性，也顶多能排除某一种癌症的可能性。癌症类型有成百上千种，而绝大多数癌症并没有标记物可以检测。对于乳腺癌患者，治疗后查乳腺癌标记物，就可以知道癌症是否复发，这是有价值的。但对于大众，即使得了癌症，也不知道是哪一种，因此，用肿瘤标记物阴性结果来排除癌症是没有意义的。

正由于很高的"假阳性"和"假阴性"，肿瘤标记物既不能排除也不能确认癌症的发生，用于普通人筛查体检的意义并没有被检者所希望的那么大。

总之，无论是 PET-CT 还是肿瘤标记物，都是被开发出来用于癌症患者确诊和监测的，而不适合普通大众。大家以后被推销各种昂贵的防癌体检套餐的时候，记得问一句："能告诉我这个测试的'假阴性率'和'假阳性率'吗？"

# 酸性体质会致癌吗

近些年来，"酸性体质"这个概念大火。按照某些"专家"的说法，酸性体质容易得各种疾病，包括癌症。大家都想知道自己是不是酸性体质，如果是的话，怎么才能调节平衡，弄得碱一点？吃咸菜有用吗？

有媒体报道称：健康人的血液是呈弱碱性的，pH 值在 7.35 ~ 7.45，一般新生婴儿体液也都属于弱碱性。但环境污染、不正常生活及饮食习惯，我们的体质逐渐转为酸性。酸性体质者常会感到身体疲乏、记忆力减退、腰酸腿痛、四肢无力、头昏、耳鸣、睡眠不实、失眠、腹泻、便秘等，85% 的痛风、高血压、癌症、高脂血症患者都具有酸性体质。因此，医学专家提出，人体的酸性化是"百病之源"。

这一段话完美地诠释了我前面说的：第一句是科学的伪科学才是优秀的伪科学！健康人的血液确实是弱碱性，pH 值在 7.4 左右，刚出生婴儿的血液 pH 值也是 7.4 左右。但是这家媒体的专业水平也就到此为止了，后面的全是伪科学。事实上，不管你是婴儿还是 90 岁老顽童，血液的酸碱度几乎一样，都是弱碱性！

人体内有 3 套系统保证血液 pH 值在 7.4 左右的弱碱性：呼吸

系统、泌尿系统和循环系统。如果身体酸性或碱性短暂增强，呼吸系统将会在几分钟之内就反应，加速或减缓排出二氧化碳（酸性），从而在几分钟之内就把 pH 值调节回去；泌尿系统的反应会慢一点，但是也会在几天内慢慢增加或减少酸性物质进入尿液。人的尿液 pH 值正常范围是 4.6～8.0，也就是说，酸性和碱性都正常，这是一个非常强大的平衡系统。循环系统的体液调节 pH 值主要靠里面的各种蛋白质和缓冲离子。因为构成蛋白质的氨基酸既有酸性也有碱性，可以吸收或者释放酸性氢离子，所以蛋白质是超强大的 pH 值缓冲系统。而好消息是，我们身体中有大量的蛋白质！

在这 3 套强大酸碱调节系统的监管下，没有哪个健康人的血液是酸性的（pH<7.0），所以也就不会有酸性体质致病这种说法。事实上，如果血液 pH 值到了中性（pH=7.0），还没到酸性，人就已经死了。

"酸性体质"这个伪科学其实是比较容易被揭穿的，你可以到医院询问医生：能帮我测测我身体是酸性还是碱性的吗？恐怕没人能帮你，因为全世界没有一家医院能给大家测身体的"酸碱度"，反正一测量都是 7.4 左右。既然没有医院常规测试酸碱性体质，那"85% 的痛风、高血压、癌症、高脂血症患者都是酸性体质"这种结论是从哪里来的呢？只能是某些收了钱的"医学专家"编造的，为了卖一些所谓能"排酸"的保健品罢了。

中国正在大踏步地迈进老龄化社会，大家对医疗保健空前重视。投机商家和伪保健品专家们也看准了这个机会，借由各种"科普"的机会给大家宣扬各种莫须有的保健知识。我的一位好朋友刚回中国某顶尖大学当教授，他说不时有各种保健品企业要送他一大笔钱，换取他对某保健产品的书面支持，这样企业就可以堂而皇之地贴上"哈佛大学博士、××大学医学院教授郑重推荐"的标签，我相信这样的广告是很有迷惑性和吸引力的。我的朋友不愿意收取这种钱，但是肯定有人愿意。所以大家无论看到什么样的专家，请记住，基础研究也好、临床医学也好，任何真正的科学都是有据可查的，没有引用文献的"专家语录"都是伪科学，并不是白头发多的老头儿说话就靠谱。

"酸性体质"论者还常拿出"酸中毒"这个概念来混淆视听，忽悠大家。"酸中毒"是严重的临床问题，它往往是因为呼吸系统有了问题，无法正常排出二氧化碳，或者是肾脏出了问题，无法通过尿液排酸，但这只是肺部或者肾脏疾病的急性临床表现之一，与所谓的酸性体质没有任何关系。

事实上，对应"酸中毒"，临床上还有同样严重的"碱中毒"，持续呕吐、过度失去胃酸都可以引起碱中毒。甚至还有"水中毒"，当短期内饮用水过量时，比如参加无聊的喝水比赛，会导致体内电解质浓度过度降低，从而影响大脑功能，特别严重的还能致死。显然我们不会因为"水中毒"的存在而得出"水体质有害，我们要常常排水"的结论。相似的道理，"酸中毒"现象的存在也不能给所谓的"酸性体质要排酸"提供任何依据。

也有人指出"酸性体质"不一定指 pH<7.0，而是一种身体状态，就像中医里面"阴虚"或者"阳虚"之类的说法。

我觉得，第一，如果酸性体质的理论是从婴儿出生和人健康时 pH 值为 7.4 是弱碱性这个事实开始的话，酸性体质就一定和 pH 值相关，要不然你就不要拿 pH 值 7.4 来作为参考。第二，如果"酸性体质"和 pH 值无关，你至少得告诉我们用什么客观标准，我们可以接受非西医的理论，脉象、气血也可以，只要经得起客观检测，你就能判断任何人是不是酸性体质，并公布大规模人体数据来支持你的结论。别颠倒因果告诉我们"得病了身体就是酸性的，健康就是碱性的"。那是不是还可以说："得病的身体就是甜的，健康身体就是苦的，大家应该排糖呢？"

如果大家非要说：菠萝，你是一个被西方科学"洗脑"了的伪科学家，根本不懂中国传统医学。那我还得告诉大家，酸性体质这个伪科学是美国骗子发明的，中医里没有酸性体质这个说法，别给咱们传统医学抹黑了。

# 经常熬夜会不会致癌

## 生物钟和诺贝尔奖

2018年，诺贝尔生理学或医学奖颁给了3位美国科学家，因为他们发现了控制生物钟的分子机制。这个诺贝尔奖绝对实至名归！

包括人类在内，生命体都有一个内部的生物钟，来让他们适应地球自转和昼夜变换。植物光合作用，动物吃喝拉撒睡，无一不受到生物钟的调控。如果你有个晚上不好好睡觉的娃，就肯定充分理解有个稳定的生物钟是多么重要。生物钟和疾病也有密切的关系。大量研究发现，如果生物钟长期紊乱，会带来很多慢性病，包括癌症、肥胖、糖尿病、高血压等！长期熬夜，不规律作息确实是致癌风险因素！

## 破坏细胞生物钟节律会造成癌症

关于生物钟和癌症的话题，我还真有点一手经验，因为我在美国的时候，曾经参与过一项研究，证明了控制生物钟的重要基因，同时也在细胞生长和癌变过程中起到关键作用。

合作者拉弥亚（Lamia）教授是研究生物钟基因的专家。几年前，她的团队把正常细胞里CRY2基因去掉后，意外发现不仅细胞生物钟紊乱了，而且细胞越长越快，久而久之，居然变成癌细胞了！

她本身不是做癌症研究的，于是找到了我。经过近两年的工作，我们最终发现：

（1）生物是一个有机整体，控制生物钟的基因也协调着细胞生长。

（2）和正常细胞相比，癌细胞的生物钟通常是紊乱的。无独有偶，麻省理工学院的科学家几乎同时发现，无论是通过人为控制光照让老鼠不断倒时差，还是直接破坏老鼠的生物钟基因，都会显著加快肺癌进展。证据远不止如此，在这两项研究之前，已经有几十项动物试验证明，破坏昼夜节律，会加速癌症发生。

### 倒夜班和癌症风险

在动物身上，"破坏生物钟规律会致癌"这个结论是毫无争议的。

那么对于人，作息不规律，经常熬夜会增大患癌概率吗？极有可能。

2019 年，国际癌症研究机构就把"倒班/上夜班"（night shift work）定义为 2A 级致癌因素，也就是"很可能有致癌风险"。这和大家熟悉的红肉、滚烫饮品等因素是一个级别的。在多个大规模人群中做的研究，都发现不规律作息会增加患癌风险。其中关系最密切的是乳腺癌、前列腺癌和结直肠癌。比如，有两项大规模的研究发现经常需要倒夜班的护士，得乳腺癌的概率比普通人群更高。而另一项研究则发现，经常需要倒时差的空姐，得乳腺癌概率也有所提高。

还有研究发现，生物钟紊乱不仅会增加患癌概率，还可能会让癌症更恶性，耐药性更强，患者寿命更短。总之，很不好！

咱们祖先早就知道这点。古人云："日出而作，日落而息。"

关灯不要玩手机。

## 生物节律因人而异

值得强调的是，"规律作息"不等于简单的"早睡早起"。网上流行的"器官定时排毒说"纯属谣言。健康作息这句话，对于每个人的含义是不同的。

每个人的生物钟节奏受到先天基因和后天环境影响，会有很大区别。如果你习惯"晚睡晚起"，或者每天只睡 5～6 小时，可能都是正常的。只要生活规律，睡眠质量高，每天精力充沛，就不用担心，这就是你的生物钟。

我们要避免的是，频繁改变生活和睡眠节奏，导致生物钟紊乱。如果工作需要，偶尔熬夜，或者经常要越洋飞行倒时差，岂不是一定得癌症了？

当然不是。癌症发生永远是个概率问题。如果某个方面增大了一些风险，也不用恐慌，你需要做的，就是比其他人做更多降低风险的事儿。比如经常锻炼、多吃高纤维食物、按时接种 HPV 疫苗、不吃发霉粮食，等等。

幸运的是，从统计上看，生物钟紊乱增加的癌症风险并不是很大，显著低于抽烟、喝酒、吸二手烟、肥胖等。所以，如果不幸需要熬夜，请尽量戒烟控酒，坚持运动，均衡饮食，这样可以显著抵消掉熬夜带来的负面影响。很遗憾，现实中熬夜的人，往往还容易叠加别的风险因素。比如熬完夜和朋友去吃夜宵：熬夜＋抽烟＋喝酒＋烧烤＋油烟污染……全是致癌因素！

# 拼命工作会累出癌症吗

## 无聊的"鸡汤"文

2015 年年底，滴滴公司的一封内部信被公开，激起大家热烈讨论。

总裁柳青在信中坦承自己被诊断为乳腺癌，已经完成手术，情况良好，不会影响正常生活和工作，请同事不要担心。

一时间，各种文章刷屏，很多人又学习了不少乳腺癌知识。自己和家人健康的时候，大家总是觉得癌症离自己特别远，没兴趣了解。癌症科普阅读人数远比不上减肥、养生、母婴等话题。唯有名人得癌症的时候是个例外，姚贝娜去世的时候乳腺癌科普刷屏，李开复康复的时候淋巴瘤科普刷屏。

大家仔细观察，就会发现每次名人得癌症后刷屏文章都是同一个节奏，分为两波：第一波，癌症科普，大家开始被科学包围；第二波，各种背后故事、反思、"鸡汤"文。

但其实这些故事、反思、"鸡汤"文通常都是在消费"名人得了癌症"这个概念，里面充满了各种臆想。比如柳青这次，出现了大量文章讲她学习多么拼命，如何面试 18 轮进高盛，如何每周工作 100 个小时，就是想暗示她得癌症和拼命工作有直接关系。

如果是滴滴公司的公关广告文我只能点赞，但其他人一本正经地忽悠人，我就觉得很滑稽。

最逗的是，现在批评她工作太拼而得癌症的人，以前都怀疑她是不务正业的富二代，完全是靠她父亲在忽悠。

其实，柳青得癌症就是个例，碰巧运气差一些。中国每年有2万多40岁以下年轻女性得乳腺癌，一点也不稀奇。

有人问我："柳青是我好朋友，请问有什么建议吗？"在了解具体信息（亚型、分期、基因型等）之前，外人真没什么能建议的，我能给出的最好建议就是"遵医嘱"。

我当时回答说："从统计意义上来说，她有极大机会战胜乳腺癌。"这不是我灌"鸡汤"，而是基于四个事实：

· 乳腺癌整体十年存活率已经接近90%。

· 70%的乳腺癌是早期发现（0期、Ⅰ期或Ⅱ期），0期和Ⅰ期存活率是99%以上，Ⅱ期存活率是93%。从她描述的情况看，早期可能性很高。

· 70%的乳腺癌是雌激素受体（ER）阳性亚型，如果柳青属于这类，那更要恭喜，因为这是最好治的一类，早期发现的话，用内分泌疗法＋化疗可以达到近98%的十年存活率。

· 亚裔乳腺癌的存活率比其他人种更高。在美国，亚裔女性死于乳腺癌的比例显著低于白人、黑人、拉丁裔和印第安人。

所以纯粹拼概率的话，柳青有大约95%的机会能活十年以上，只要别去找"大师"，老实"遵医嘱"，我相信柳青康复概率极大。

### 真正的问题

大家真正想知道的问题是：拼命工作会累出癌症来吗？

没有任何科学依据。不少人说，我感觉工作时间太长、人太疲劳会降低免疫力，容易得癌症。但科学不能靠"直觉"。我搜索了权威的研究报告，比如在生物医学检索工具 Pubmed，输入"long working hours+cancer"（长时间工作 + 癌症），一共出来 124 篇文章，但没有任何一篇文章说明工作时间长会增加得癌症的概率。其他地方也没有发现相关研究报告。

科学的事儿看一个样本是没有任何意义的，得看群体统计。工作拼命的人千千万万，得癌症的有多少人？

但我完全同意要照顾好身体，工作和生活要平衡，不鼓励大家长期超负荷工作，因为工作时间长确实对身体不好，但最需要担心的不是癌症，而是心脑血管疾病。

近期《柳叶刀》杂志发表了对 60 多万人长时间跟踪调查结果，发现每周工作时间超过 55 小时的人得脑卒中的概率比工作 40 小时的人增加 33%，冠心病概率增加 13%。平时大家常说过劳容易猝死，现在科学研究确实证明了这一点。所以，与其担心癌症，工作辛苦的各位更应该关心的是自己的心血管和脑血管，一旦有预兆，比如经常眩晕，心跳不规律等，千万不要忽视。

### 年轻人为何会得癌症 ？

我前面说过了，年轻人得癌症主要是运气不好，无论他是公司首席执行官（CEO）还是路人甲。

得癌症根本原因是产生了致癌基因突变，有先天和后天两大原因。80 岁老年人得癌症是因为后天（环境）影响，长年累月积累的基因突变，而婴儿得癌症几乎是纯先天遗传因素。

年轻人得癌症介于两者之间。这部分人群中很多人有先天原因，比如由于遗传原因，比正常人更容易产生基因突变。最近柳青的父亲确实也坦诚自己以前被诊断为肺癌，从这个角度看，柳青确实有可能先天携带癌症易感基因。

如果这样的年轻人再不巧接触到了一些环境因素（比如长期接触劣质材料的装修工），先天＋后天，运气不好就得病了。

无论是先天，还是后天，都不是这些人的错。虽然每个年轻癌症患者都会问："为什么偏偏是我？"但除了说碰上了小概率事件，我不知道还能有什么更好的解答。怨天尤人没有用，不如把精力放在好好配合治疗上，毕竟很多癌症已经不是绝症了，尤其是年轻人容易得的癌症。

### 偏爱年轻女性的乳腺癌

上次是姚贝娜，这次是柳青，为什么乳腺癌总是找年轻女性？

其实这是个错觉，乳腺癌仍然是老年病，只有 10% 左右的乳腺癌发生在 40 岁以下。

我们之所以觉得年轻女性总得乳腺癌，是因为年轻女性不容易得其他癌症，乳腺癌是最常见的类型。

在 15 ～ 39 岁的年轻女性癌症患者中，30% 是乳腺癌；年轻男性癌症患者中最常见的是淋巴瘤，占 20% 左右，所以大家会听到柳青乳腺癌、姚贝娜乳腺癌、李开复淋巴瘤、罗京淋巴瘤。相反，另一些癌症，比如肺癌，虽然是第一杀手，但很少在 40 岁以下的人群出现。

不幸中的万幸，乳腺癌、淋巴瘤都是相对容易治愈的癌症，如果非要选，我肯定选它们，而不是肺癌。

那有人要问：为什么我听到年轻明星得乳腺癌、淋巴瘤去世的多呢？比如姚贝娜、陈晓旭、罗京。

那是因为大量治好了的人都没告诉你，像柳青这种早期就爆出来的极少。何况从已知信息，姚贝娜和陈晓旭很快去世都与没有严格"遵医嘱"有一定关系。

大家不用太担心柳青，我希望也相信她能很快康复。得癌症和工作时间没啥关系，想用这个作为不努力工作的借口的人，可能要失望了。

## 真正的危险

我们真正需要担心的是环境污染。无论是空气，还是水污染，都是致癌因素。由于环境致癌一般需要十年以上（日本被投原子弹也是十年以后才出现辐射区癌症暴发），因此我不认为这是导致"70 后""80 后"现在得癌症的主要原因。但重度环境污染会让现在的年轻人提前得癌症，也会让一批"00 后""10 后"在 40 岁之前得癌症。为了我们自己的未来、子女的未来，治理环境污染迫在眉睫。

另外，我们天天要求治理室外污染，但其实更危险的是室内污染。很简单，室内空气不流通，因此污染物浓度更高，致癌能力更强。二手烟是最严重的室内致癌物，没有之一！

有人天天在室内吸烟，才是最大的雾霾环境。

# 牛奶致癌吗

"牛奶致癌"是个彻头彻尾的谣言，但它和女生的"大姨妈"一样，过一段时间就出来一次，每一次都有很多人被吓到。从现有的科学证据来看，单纯喝牛奶而致癌的概率，大概等于"买彩票中头奖，并在领奖途中被雷劈死"的概率。"牛奶致癌"文章之所以流行，很大程度上来源于大家对生活方式日益西化的担心，可能也算是所谓"中产阶级焦虑"之一。没错，现代营养过剩导致的肥胖是健康杀手，也是真正的危险致癌因素。

但这是整体生活方式，不能怪单一的食物。如果说牛奶营养丰富，富含蛋白质，喝太多了可能长胖，所以致癌，那同样道理可以推论出蛋糕致癌、馒头致癌、烤鸭致癌，这显然很荒谬。

你可以选择不喝牛奶，但不能传播"牛奶致癌"的谣言。就像你可以不看国足比赛，但你不能到处说"看国足会传染脚气"。

不过"牛奶致癌"这篇垃圾文章也有点价值，因为它是个非常好的科学思维方式训练教材，文章中几乎每一段话都有漏洞，要逐句批的话估计可以写出一篇博士论文来。我这里挑两个特别好玩儿的逻辑漏洞，与大家一起学习，争取把伪科学文章变废为宝。

我一直相信，掌握科学思维，远比掌握科学知识更加重要。

### 终身喝奶有问题吗？

原文："人是地球上唯一终身喝奶的动物，而且还喝别的物种的奶！！"这句话作为开篇很有震撼力：世界上其他动物都不终身喝奶，人类作为"唯一物种"，一直喝，直觉告诉我们，这肯定有问题！！

科学思维的一个基本原则，就是知道直觉通常是不科学的。人类是靠直觉生活的，这非常重要。直觉让人面对环境变化能快速反应，而且节省大脑能量。但到了复杂的现代社会，直觉经常是靠不住的。科学思维通常让人非常费脑筋，就是因为它反直觉。

大家消耗点能量，用科学思维，想想开头那句话，是不是哪里不对劲？

· 人能终身喝奶，还是喝其他物种的奶，为什么？

因为人类厉害啊，懂得养殖业！其他动物要是学会了养奶牛，它们也会终身喝奶的。

· "唯一终身喝奶"就一定是坏事儿吗？熊猫是地球上唯一终身吃竹子的动物！你咋不说呢？

· 人类在地球上"唯一"的事儿实在太多了！人是地球上唯一喜欢用微信的动物！人是地球上唯一酷爱直立行走的动物！

其他动物都不这么做，好恐怖哦！大家会因此丢掉手机，开始四肢着地爬行吗？

### 相关性和因果性

"儿童中牛奶摄入量 1 型糖尿病发病关系的调查发现，两者之间存在非常好的线性关系：牛奶摄入量越多，1 型糖尿病患病率越高。"大家一看，牛奶摄入量越多，糖尿病越多，那牛奶肯定导致糖尿病了。这是个非常经典的错误。科学思维的另一个基本原则，就是相关性不等于因果性：A 和 B 相关，并不代表 A 导致了 B。

牛奶摄入量越多 1 型糖尿病患病率越高，并不能说明两者有因果联系。

相关而没有因果关系的事情比比皆是。

比如，调查发现，大学生读书期间平均每个月花钱越多（A），毕业后起始工资越高（B）。

你真的相信为了毕业挣高工资，大学生应该疯狂买买买吗？显然不是。其实，这两者之所以相关，主要是因为花钱多的大学生，普遍家庭条件更好，父母社会关系更多（C）。也正因为如此，这些学生毕业后，更容易靠父母关系找到更高薪的职位！

C 导致 A，C 也导致 B，所以 A 和 B 看起来相关，但其实 A 和 B 没有直接因果关系，只不过都是 C 的结果。

再举一个例子：调查发现，2005—2015 年，北京雾霾天数和房价存在非常好的线性关系：雾霾天越多，房价越高！

雾霾（A）推动了房价上涨（B）吗？显然不是。同样的道理，这俩之所以相关，是因为都是中国经济发展模式（C）的产物。

类似地，牛奶消耗量增加和 1 型糖尿病增多，并不是因果关系，而是两者都是现代生活方式改变的产物。

这些还算好的，因为大家还能为相关的 A 和 B 找到共同原因 C。但更多时候，两件八竿子打不着的事儿，也会出现相关。

为什么呢？答案非常简单：纯属巧合！

比如，数据显示，我的体重和北京房价直线上升相关，我越来越重，房价越来越高。你能说我的体重推动了北京房价，或者北京房价促进了我的体重增加吗？

显然不能。世间万物，千变万化，无穷无尽，总有事情会发生巧合。"如有相关，纯属巧合"的事儿比大家想象的多得多。科学研究的主要任务之一，就是搞清楚哪些是巧合，哪些是真正的因果。

但在伪科学的世界里，没有"巧合"二字，只要能拿来骇人听闻，就一定会说得信誓旦旦。

牛奶致癌，本质上就是如此的文字骗局罢了。

# 小苏打能饿死癌细胞吗

2016 年 9 月，很多人看到一个大新闻："浙江医生真牛！用十几块钱的小苏打饿死了癌细胞！"看网上的评论，明显是两个极端。

支持者说："很牛，外国人用分子生物学做出的药物被彻底打败了。""癌症其实很容易治愈，而且很便宜！""这个肯定可以拿诺贝尔奖了吧！"

反对者说："明显骗子，这种谣言传了好多年，至今也没见他们治好癌症。""一点研究就大吹特吹，以前谦虚的精神哪儿去了？""典型标题党，根本就还是试验室里的东西，骗经费而已。"

这是诺贝尔奖级突破，还是忽悠？

事实到底是什么？

## 辣椒蘸菠萝

谈小苏打之前，给大家讲一个寓言故事。

四川有个甜点师，喜欢琢磨，经过一些研究，他发现吃菠萝的时候混合辣椒粉能产生神奇味觉组合，更好吃。于是他找了几十位食客来品尝，一半人单吃菠萝，一半人吃撒了辣椒粉的菠萝。结果63%单吃菠萝的表示满意，而100%吃辣椒粉菠萝的表示满意。甜点师非常高兴，把自己的发现公布在报纸上，希望能得到同行的认可，并且吸引更多人来尝试并验证自己的这个发明。

谁知这事儿被人捅到网上，标题："四川天才横空出世！用几分钱辣椒粉做出了最好吃的甜点！"

网友炸了。

支持者说："川菜就是好，其他菜系都是垃圾！""我早就说过，真正好吃的东西都是很便宜的！""这就是世界食神！"

反对者说："川菜喜欢用地沟油，害人！""这人肯定是拿了辣椒厂的钱！""菠萝原产于美洲，四川厨子不可能会做得好吃！"

甜点师在一旁目瞪口呆：我在尝试改进菠萝吃法，评价应该是"没区别""更好吃"，或者"更不好吃"。你们都在扯什么？

寓言讲完了，希望大家看懂了。


## 真实的研究


这个新闻背后，是一个针对肝癌的正规临床研究，发表在非常好的科研杂志 eLife 上面，绝对不是大忽悠。我查了一下，这个研究团队在过去几年连续发表了几篇相关的研究论文，以前是动物试验，这是第一篇人体试验结果，所以并非空穴来风。这次报道的是从 2012 年就开始，历经多年完成的早期临床试验。

全世界有一半以上肝癌患者都在中国，欧美患者少，不是研究热点，进展缓慢。因此，我们绝对应该鼓励国内有水平的团队，包括基础科学、转化医学和临床医学团队进行高质量的研究。

这次"浙江医生"团队，是个很好的尝试，按照科学方法进行试验，并公开数据，发表研究论文。光凭这个态度，无论结果如何，他们已经赢了。

所以，我要给这几位医生大大点赞！中国临床需要更多这样的研究。但这件挺好的事儿，被记者的标题党弄得十分尴尬。我相信记者的初衷是宣传中国好的研究结果，给患者带来希望，出发点很好，但可惜文章里面很多重要的事情没说清楚，很容易造成误解。

表扬和捧杀，就在毫厘之间。"浙江医生"这两天或许成了民族英雄，但我怕过一阵子，有人发现小苏打没治好癌症，或者十几块钱的小苏打疗法医院居然收费几千块，一怒之下，跑去医院闹事。

为了"浙江医生"人身安全，我来解释几个大家最关心的问题。


### 小苏打试验的结论到底是什么？

这个看论文最清楚。作者是这么说的："在小规模对照临床试验中，碳酸氢钠（小苏打）配合动脉插管化疗栓塞术（英文缩写：TACE），肿瘤缩小率是 100%，而单独使用 TACE，肿瘤缩小率是 63.6%，因此，加上碳酸氢钠能显著提高 TACE 治疗的效果。"

而发表论文的杂志编辑的评价更加谨慎："这些数据表明，在 TACE 治疗过程中加入碳酸氢钠，对于由于肿瘤太大而无法手术的患者，可能有不错的治疗效果。但还需未来更大规模试验，来证明作者的结论。"所以，这个试验中，看起来小苏打是有好处的。但注意，在这个试验中，小苏打起的是增强和辅佐作用，真正的主角是动脉插管化疗栓塞术（TACE）。试验中并没有测试单独使用小苏打，也没说小苏打本身能抗癌。

TACE 是治疗晚期肝癌的常见手段，主要干两件事情，一是通过血管，直接把高浓度化疗药打入肿瘤中，杀死癌细胞；二是用栓塞术堵上供应癌细胞的主要血管，让它缺氧缺粮，饿死癌细胞。

TACE 对于个头小的肿瘤效果不错，但对个头大的效果就不太好。这次"浙江医生"的尝试，就是针对效果不佳的大个肿瘤，在 TACE 治疗过程中，把小苏打也送到肿瘤里面，改变肿瘤局部微环境，看能否提高 TACE 效果。

至于为什么想到用小苏打，作者有一些理论，背后科学过于复杂，我就不展开了。大家只需要知道，小苏打自己无法抗癌，主要还是靠化疗药和其他治疗手段。

辣椒粉配上菠萝可能会非常好吃，但没有菠萝，单吃辣椒估计不会太开心。


### 这个试验到底如何？

结果看着确实不错，不仅 100% 患者肿瘤都缩小了，而且有个别患者生存期超过了 3 年，远远超出平均值。但这只是早期临床试验。由于参与患者人数太少，统计上无法证明到底多有效，也无法知道是否能延长患者生存期。这有待后续更大规模的临床试验来证明。

之所以这么谨慎，是因为少数患者身上看着效果很好，但后来大规模试验失败的例子非常多。样本太少的时候，结论容易受到运气影响。打个比方，你想研究清华学生音乐素养如何，于是去学校门口随便抓 5 个人，看起来很随机，但万一正好遇到李健和高晓松返校秋游，那你可能会得出错误结论：40% 清华学生都是音乐天才！

真正靠谱的办法是，去门口调查 1000 个学生，数据多了，你才会发现真相。这并不是说小规模试验结果都是错的。有好的结果，总是好事，说明这个试验值得进一步让更多患者尝试。据说下一阶段临床试验已经开始招募，符合条件的肝癌患者应该去了解。

我鼓励患者参与靠谱的临床试验，但请记住：任何临床试验都有风险，请从官方渠道了解信息，权衡利弊，最后做出自己的判断。如果决定参与，请 100% 信任并配合医生。

### 这能证明"酸性体质致癌""苏打水防癌"理论吗？

很简单，没有半毛钱关系！"小苏打抗癌"的报道出来，我觉得最开心的就是卖苏打水的商家。网上已经出现利用这篇文章来大肆宣传酸性体质和苏打水的广告。我早就说过，酸性体质和苏打水防癌都是彻头彻尾的伪科学，之所以阴魂不散，是因为这背后的商业利益太大，很多人利用人们对癌症的恐惧，编造谎言和理论来推广各种产品。

天然苏打水对酸中毒、尿酸过多等患者有一定益处。但喝苏打水防癌，目前没有任何理论和试验依据。而且，苏打水含钠高，长期大量喝，会增加高血压风险，得不偿失。

# 客观的评价没那么难

还有一件事儿特别想说，就是每次中国出现什么研究成果，大家就爱问：这是诺贝尔奖级突破，还是忽悠？为啥总要这么极端呢？

"小苏打配合 TACE 治疗肝肿瘤"是一个中国医生开展的靠谱的临床研究，值得大家鼓励和关注。它早期效果看起来不错，但我们仍然要耐心等待更多患者身上的试验结果，才能下结论。

所以，既不是诺贝尔奖，也不是忽悠。无论传统媒体，还是自媒体，对于来自中国的科研成果，既不能妄自菲薄，也不能盲目吹捧。提高科学素养，给公众带来客观的评价，才是正确的态度。中国医患矛盾突出，与各种夸大报道带来的错误信息，不无关系。

最后一句：吃菠萝放点辣椒粉真的很特别，试试吧。

# 爽身粉致癌吗

2016 年 4 月，美国女士杰姬·福克斯（Jackie Fox）两年前不幸得了卵巢癌后，她状告强生公司，说之所以得癌症，是因为三十年如一日地使用强生婴儿爽身粉！结果密苏里州某法庭陪审团裁定强生公司败诉，需要赔偿福克斯女士家 7200 万美元，折合人民币 4.7 亿元！

这些新闻出来后，朋友们通常问我三个问题：

- 爽身粉真的致癌吗？
- 为什么会赔这么多钱？
- 我告哪个公司才有机会获得赔偿？

## 爽身粉和癌症

首先，爽身粉真的致癌吗？

爽身粉之所以和癌症扯上关系，是因为里面含有滑石粉。那滑石粉和癌症有什么关系？

退回 50 年以前，滑石粉很可能致癌，因为滑石粉加工自天然矿物，容易受到另一种矿物"石棉"污染，而石棉和香烟一样，是一级致癌物。到了 20 世纪 70 年代大家就意识到了这个问题，美国早在 1992 年就彻底禁止生产和使用石棉。强生公司质量监控很严，而去除石棉是滑石粉加工中最重要指标之一，他家爽身粉中含石棉概率无限接近于零。

大家肯定会接着问，如果滑石粉没有石棉，还会致癌吗？

证据不足。

我在论文库搜 talcum powder（滑石粉）+ ovarian cancer（卵巢癌），发现有 127 篇文章，其中真有几篇是上万人的流行病学研究，比较长期使用爽身粉女性和不使用的女性得卵巢癌概率。通常研究结论是"长期使用爽身粉似乎患癌概率增加，但关系还不够明确"。没有一篇研究论文敢下结论：滑石粉和卵巢癌有明确相关性。

退一万步讲，即使研究发现使用爽身粉的女性得卵巢癌概率增加，这也只是相关性，不能证明因果性。相关不等于因果，是最重要的科学思维之一。

因此，只要爽身粉没有石棉污染，那它致癌的科学证据就目前来看还是很弱的。

### 致癌物的级别

有人会说，你说滑石粉致癌证据很弱，但它不是 2B 类致癌物吗？

确实很多新闻已经指出，国际癌症研究中心将滑石粉列为"2B 类致癌物"，这把好多人吓惨了，难道往身上抹爽身粉真会致癌？！

滑石粉是 2B 类致癌物没错，但新闻漏掉了两个重要事实：

第一个事实：滑石粉是"2B 类致癌物"后面有个注解："当用在私密处时"。也就是说，只有滑石粉被用在（女性）私密处的时候，才可能是致癌物，从来没有说往身上抹有问题。所以大家不用担心爽身粉用在皮肤（包括宝宝皮肤）上有什么问题（但我不推荐宝宝用爽身粉，因为没用）。

"用在私密处"这句话非常重要，能解决大家，尤其是男同胞最困惑的两个问题：

为什么福克斯女士用了30年婴儿爽身粉？为什么外用的爽身粉和卵巢癌有关系？

第一个问题基本只有男同胞问，因为有Y染色体的人不知道，女生长期用爽身粉，不是用在脸上，而是用在私密处，主要是为了保持清爽干燥，遮盖气味。

爽身粉和卵巢癌的关系也来源于此：由于很多女性喜欢几十年如一日，每次洗澡后都把爽身粉用在私密处，而爽身粉是微小颗粒，容易进入体内，到达卵巢，才有人开始担心可能致癌。从某种角度，这跟雾霾中的PM2.5和肺癌的关系有点类似，但爽身粉中没有PM2.5那样的明确致癌物。

第二个事实：致癌物按严重程度，分为1、2A、2B三类，2B类是致癌物里最弱的一级。所有证据充分的致癌物都是1类，比如石棉、香烟等。滑石粉被归为2B类致癌物其实表示没有明确证据，只是说"有人说这东西有可能致癌，但证据很弱，我们不能排除，大家继续研究吧"。

总之，还是那句话，只要爽身粉没有石棉污染，那它致癌的科学证据目前是很弱的。

### 官司的意义

强生败诉，赔7200万美元，其中1000万美元是对患者损失的赔偿，6200万美元是惩罚性赔偿，说白了就是罚款，罚的是"强生早就知道爽身粉致癌，但一直不承认，且没有标示"。

我完全不了解庭审过程，但这种判决说明陪审团至少认定：

① 爽身粉可以致癌。

② 福克斯女士卵巢癌是用了爽身粉导致的，而不是因为基因缺陷，或吸烟，或喝酒，或感染，或缺乏锻炼，或肥胖，或污染。

③ 强生早就知道滑石粉致癌，但故意不标示。

④ 强生如果在爽身粉上标示含有可能致癌物，福克斯女士会仔细阅读，并且不会使用爽身粉，也就不会得癌症。

刚才已经说了，①在科学上还没有被证实；②简直无法证实，即使吸烟的人得了肺癌，都很难证明100%是香烟导致的；③我觉得不可能，跨国企业最怕被抓住把柄，如果真知道一个东西有害，肯定会调整；④也是极难证明。

从情感上来说，我理解福克斯女士，但从科学上讲，我觉得还有很多值得商榷的地方，强生这样的公司不应该被过度攻击。说起来，强生、宝洁这类消费品公司被起诉不是一回两回了，光强生就有14000多起官司在打！

消费者中喜欢告各种公司的人很多，成百上千，但公司在这种官司上被判赔钱的案例不多，所以每次都会惹人关注。

2019年3月，美国加利福尼亚州的法官再次判决强生公司要赔偿特蕾莎·里维特（Teresa Leavitt）女士的家庭接近2900万美元，因为他们认为爽身粉导致了特蕾莎的间皮瘤。

所以毫无疑问，这样的故事还会继续出现。

虽然科学上有争议，但类似消费者和公司打官司这件事，本身是有积极意义的。

首先，所有企业应该被严格监督，尤其是药厂以及食品、营养品、消费品企业。消费者健康应该是所有公司的根本出发点，出了错，媒体就应该狠狠曝光、狠狠惩罚，中国之所以出现"三鹿"，就是因为以往小的事故没有被曝光，没有被严厉惩罚。

其次，从科学传播角度来说，这次的事件给了大家一个很好的案例，会促使越来越多的人关心自己的健康，开始学习知识，比如什么可以致癌，什么可能致癌。区分情感、直觉和科学，需要一个训练过程。


## 发财之道

回到刚开始的最后一个问题：我告哪个公司有机会获得赔偿？

滑石粉是 2B 类致癌物，同样类别的致癌物共有 288 种，里面有很多大家常见的东西，包括咖啡！

机会来了，如果你喝了 30 年咖啡，身体有恙，可以去告星巴克，因为它没有在咖啡杯上标注："我家饮料含有 2B 类致癌物咖啡，请小心！"

这当然是玩笑，我真心希望没人无聊到这种程度。

1992 年有一场著名的官司，麦当劳被告没有在杯子上写出"咖啡太烫"，赔了某位 79 岁老太太一大笔钱，导致现在美国很多杯子上都写着"热饮很热"。

我喜欢简单的世界，如果到处都标着"火锅很烫""咖啡很苦""奶茶有奶"，心不累吗？

希望真正需要的科学知识，都能"深深地存在脑海里"，而不是印在咖啡杯上。

# 日常生活中有哪些辐射致癌

　　大家都听说过辐射能致癌，但辐射有成百上千种，从太阳光里的紫外线到手机信号、核爆炸都算辐射，那到底哪些能致癌？网络上流传的手机致癌、微波炉致癌、高压电塔致癌、Wi-Fi致癌等有根据吗？

　　癌症发生源自基因突变，因此判断辐射是否能导致癌症，就要看这种辐射能否引起基因突变。那什么样的辐射能引起基因突变呢？

　　辐射分为两大类：电离辐射和非电离辐射。电离辐射能量较高，可以直接造成DNA破坏和基因突变，因此可能致癌，而非电离辐射能量较低，不足以直接引起基因突变，因此普遍认为不致癌。

　　那么问题来了：手机、微波炉、高压电、Wi-Fi，哪种是电离辐射？

　　答：一个都不是！

　　这4种都是非电离辐射。这类常见的辐射总体来说能量很弱，不足以造成对DNA的直接破坏，因此理论上它们能直接致癌的可能性微乎其微。

理论归理论，要证明这些辐射不致癌，仍然需要严谨的科学研究。研究任何一种因素（辐射、食物、生活习惯等）是否致癌有两种主要方法：

第一种是流行病学研究法，比较高风险人群和普通大众患癌症的比例。比如说为了研究手机信号发射塔是否致癌，科学家比较了长期搭建和维修发射塔的工人和普通人群的癌症发病率，如果发射塔产生的电磁辐射真的致癌，那么显然这些天天和发射塔亲密接触的工人是最危险的。研究结论是并没有什么区别，这和理论一致。

第二种是试验室动物模拟法，给试验动物大量使用该因素，看能否增加患癌概率。比如要研究手机信号是否致癌，就把一个辐射最强的手机绑在老鼠身上，天天 24 小时保持手机通话状态，看这老鼠会不会更早得癌症，试验数据证明没有影响。研究微波炉是否致癌，就在老鼠边上放一个大功率微波炉，让微波炉持续工作，最后发现除了老鼠有点发热，也没有看到患癌症概率增加。

对于生活中常见的各种非电离辐射，都有科学家使用这两种方法研究它们和癌症的关系，到目前为止，还没有发现有效证据支持生活中常见的非电离辐射能够致癌。

我想特别说说手机，因为很多人担心手机辐射和脑瘤有关系。一个重要原因是 2011 年世界卫生组织下属的国际癌症研究机构（International Agency for Research on Cancer，IARC）把电磁辐射（手机信号）归到了"可能致癌物"一类。很多媒体由此宣布专家已经认定使用手机致癌，这引起了很多人的恐慌。

首先，"可能致癌物"的意思是"目前还证明不了它致癌，但值得继续关注"。要成为"可能致癌物"要求并不高，比如咖啡也同样属于"可能致癌物",但显然大家对咖啡并没有什么恐慌。

在我看来,国际癌症研究机构之所以这么做,源自科学家的过分谨慎。虽然世界上几乎所有科学家都没发现手机和脑瘤有关系,但在那遥远的瑞典有一个研究小组说如果每天用手机通话超过半小时,坚持十年以上,那这个人比不用手机的人得神经胶质瘤(脑瘤的一个亚种)的概率稍稍高一点点(从 0.005% 增高到 0.016%)。我们暂且不说 10 万人里面患者从 5 个变成 16 个是否有意义,这个研究本身就问题多多,比如它的数据来源并非客观记录,而是靠每个人自己汇报,有多少人会准确记得过去十年每天用多久手机?所以科学界对此并不太买账。但数据毕竟放在那里,国际癌症研究机构为了保险,就给手机安了个"可能致癌物"的头衔,意思就是说:"信则有,不信则无,等以后有了更多数据再说吧。"

其次,我个人不相信手机能导致脑瘤,主要的科学证据是流行病学方面的:从 1985—2010 年,美国手机持有数量从 24 万部涨到 3 亿部,翻了 1000 多倍,但是美国神经胶质瘤患者人数在这 25 年间没有什么变化。如果手机辐射真的致癌,那我们应该看到脑瘤患者人数逐年增加才对,但事实上没有。而且不只是美国,在世界很多国家,比如英国,也是如此的结论。

因此,平时生活中的手机信号等非电离辐射致癌的说法,从理论到现实,都没有什么科学证据支持,大家不用过度紧张。与其担心使用手机致癌,不如担心开车玩手机追尾或者走路玩手机掉进坑里,这才是真危险。

最后,生活中哪些辐射是真正可能致癌的电离辐射呢?

• 核污染:日本核弹爆炸或者乌克兰核电站泄漏都直接导致了

大批人罹患癌症。

· 医用仪器：CT、PET、X 线摄片等都是电离辐射源，儿童应该尽最大可能避免使用，大人也要尽量少用。每年去做 PET-CT 体检的人真的是花钱买罪受。

· 自然放射源：大自然中存在很多天然放射性元素，比如镭 -226、钍 -232 等，它们广泛存在于石头、土壤和空气中。很多装修石材都具有放射性，最好能够检测一下，确保在安全范围之内。氡气是无色无味但具有放射性的气体，氡污染是美国肺癌发病的第二大原因，仅次于吸烟。氡一般从土壤中释放，特别容易在密闭地下室聚集，据统计，美国每年有两万肺癌患者是由氡放射性导致的。在中国，由于房子多为高层，封闭地下室很少，所以相对来说问题不大，但有钱住别墅的人记得检测一下。

# 高温治疗癌症是怎么回事儿

网络上曾有个很火爆的新闻：云南农村一个小伙子不幸得了白血病，无钱医治。听专家说 42 摄氏度高温可以把癌细胞杀死，于是他每天把自己架在火上烤半个小时，希望能治好白血病。

这故事非常令人心酸，但今天我们不谈农村大病保险政策问题，单从科学上谈谈，专家说的 42 摄氏度高温可以把癌细胞杀死是真的吗？难道升温可以帮助治疗癌症？

是真的。

利用高温治疗癌症不是伪科学，它的正规名字是"热疗"（hyperthermia）。热疗不是新鲜事儿，西医开山鼻祖希波克拉底在公元前 400 多年就已经尝试并记录了使用高温治疗癌症。到 1866 年，德国医生布斯奇（Busch）发表第一篇科研论文，记录了一名患颈部肿瘤的两岁儿童，不幸被感染，长时间高烧不退，但奇怪的是，在发烧过后，肿瘤竟然奇迹般消失了。受这个报道的启发，很多人猜测升高体温也许可以治疗癌症，于是有胆大的医生开始尝试人为诱导患者高烧来治癌症。最著名的是美国医生科莱，他给不少晚期癌症患者接种细菌毒素（科莱毒素），诱发患者发热至 40~42 摄氏度，持续时间达 24 小时以上，如此长期高温非常危险，折腾下来治死了不少患者，但如果患者身体强悍熬过来了，还真有不少人癌症病情缓解。

这些当然都是老皇历了，患者感染细菌或病毒后持续高热伴随癌症缓解是有很多纪录的，这点毋庸置疑，但从现在的知识来看，更多人相信其有效的主要原因不是由于发烧高温本身，而是由于感染激活免疫系统，从而帮助清除了癌细胞，发烧只是一个免疫系统被激活的副产物而已。因此虽然历经了几百年，关于热疗在癌症临床治疗的效果还在激烈争论中，它也远非癌症标准治疗手段。但是，在世界各个地方，尤其是在德国和欧洲部分国家，目前都有不少医生在尝试利用升温杀癌。

现在使用的热疗有两大类，一种是野蛮暴力式的，通过直接插入电极等办法把肿瘤加热到"开水级高温"，从而把肿瘤细胞烫死。这理念很原始，但技术难度很高，需要精准地控制，因为凡是接触到热源的地方，无论癌细胞还是正常细胞都直接熟了，一旦控制不好，副作用不堪设想。而另一种更温和也用得更多的热疗是给局部或者全身加热到"发烧级高温"，也就是 40 ~ 44 摄氏度。云南小伙烤火故事中试图把自己加热到 42 摄氏度，就是这种办法。

可惜，云南这位小伙子这样烤火治白血病应该不会有效，因为热疗并不是那么简单。里面至少有三个主要问题：

第一，热疗如果要起作用，关键是癌细胞被加热到 40 多摄氏度的高温，对于白血病，这意味着血液温度要变成 40 多摄氏度，这靠烤火是不可能的。人属于恒温动物，自身内部温度调节能力极强，基本可以保证体内温度在 37 摄氏度左右，而不受外界环境影响。烤火虽能很快改变人体表面温度，但对内部温度产生的影响非常有限，对血液温度就更无法产生影响。如果外部高温真能缓解癌症，那应该推论出热带地区群众的癌症发病率和死亡率应该低于寒冷的地方，但目前没有任何证据支持这个说法。

第二，和高温铁棒直接烫死不同，40 多摄氏度的所谓"高温"其实既杀不死正常细胞，也杀不死癌细胞。40 多摄氏度的热疗是辅助疗法，它必须和放疗或者化疗联用才会有效。有报道说 42 摄氏度的时候，化疗和放疗的作用比 37 摄氏度更好。云南小伙子由于用不起药，只能烤火，但单独靠烤火是不会有效果的。

第三，目前的热疗在不少固体肿瘤里面看到了效果，而几乎没有医生用在白血病上面。这是为什么呢？这要先回到第二点，40 多摄氏度热疗既然杀不死癌细胞，那它是怎么帮助化疗和放疗起作用的呢？热疗之所以在临床上被尝试，是因为有证据证明缺氧的细胞在高温下对化疗和放疗变得更敏感。相对正常细胞，肿瘤细胞由于生长过快，血液供应不上，大部分都缺氧，因此热疗可以让更多的缺氧癌细胞死亡，而不太影响正常细胞。但对于白血病，癌细胞本身就处在氧气含量最丰富的血管之中，因此相对正常细胞，它们完全不缺氧。这从理论上就预测了热疗对于白血病是不会有效的。

除了化疗和放疗，新的癌症治疗方法层出不穷，里面有靠谱的，也有不靠谱的，我们只有以开放的心态去了解各种理论，知其然，而且知其所以然，才能不做无用功，找到对自身疾病真正有效的治疗方法。

# 甲状腺癌暴发，还敢补碘吗

甲状腺癌是个比较少见的癌症类型，而且属于"富人癌"，也就是说，发达国家比发展中国家的发病率高，目前发达国家是1.3/10 000，而发展中国家是 0.4/10 000。但它有个特点，在青壮年中高发（30~40 多岁），在女性中高发（占 75%），这和其他癌症都不太一样，因此我们经常听到年轻人，尤其是年轻女性得甲状腺癌的故事。全世界的甲状腺癌患者数量一直在增加，在中国从 1970—2014 年翻了很多倍，这到底是为什么？和过量补碘有关吗？

### 治愈率最高的癌症

首先想要告诉大家的是，甲状腺癌是所有癌症之中存活率和治愈率最高的癌症，没有之一！甲状腺癌目前在美国治愈率超过90%，在国内也接近 85%，如果是年轻人发病，而且发现得早的话，临床治愈率接近 100%。我常开玩笑说很多甲状腺癌亚型早晚被癌症家族扫地出门，因为玷污了癌症人类杀手的名声。

甲状腺癌的预后是如此之好，导致药厂很少有兴趣专门为甲状腺癌研究新药，因为担心找不到足够的患者来收回成本。

甲状腺癌的治愈率是如此之高，导致有特别多和甲状腺癌相关的励志故事，比如王楠就是在 2005 年得了甲状腺癌后，不仅打败了癌症，还勇夺北京奥运会冠军！90% 以上的甲状腺癌患者都可以骄傲地告诉周围的人，我战胜了癌症！

所以如果被诊断为甲状腺癌，尤其是主流的乳头状或滤泡状亚型（占全部甲状腺癌大约 90%），没有转移的话，那真的不用特别担心。用积极的心态，好好配合治疗就行了，最多以后不吃海带了嘛。


**甲状腺癌的发病因素**

坊间传言中国近年甲状腺癌发病率升高和补碘过度有关，理由是碘对甲状腺功能很重要，既然碘缺乏会导致甲状腺功能不足，那补碘过度是不是就会导致甲状腺增生，乃至发生癌变呢？

目前这是没有科学证据的。

真正已经证明了和甲状腺癌相关的因素主要有两个：

第一，儿童时期受到辐射。这是目前最清楚的和甲状腺癌相关的因素。在日本广岛、长崎被原子弹轰炸后，在乌克兰切尔诺贝利核电站泄漏事件发生后，很多儿童幸存，但他们中很多人成年后都得了甲状腺癌。另外，不少儿童癌症患者在治疗过程中会经受高剂量放疗，这部分患儿多年后也有较高风险会得甲状腺癌（绝大多数可以治愈）。平常的医疗检查，比如 X 线或者 CT，放射性要低很多，是否增加甲状腺癌风险还不确定，但为了安全，儿童应该尽可能少接受放射性检测，如果必需，则应该使用不影响结果的最低剂量。

第二，遗传因素。甲状腺癌中一种比较少见且比较恶性的亚种是髓样癌。这种亚型中超过 50% 都是由 RET 基因突变造成的，其中大概 15% 是遗传性的。有 RET 基因突变的髓样甲状腺癌用传统治疗方法治疗，其复发可能性很高，因此针对 RET 突变基因的靶向药物受到重视。以前市场上的 RET 抑制剂副作用太大，临床效果欠佳，但最近刚上市的新一代 RET 抑制剂（比如普拉替尼和塞尔帕替尼）非常不错，副作用更小，会给这些患者带来革命性的变化。

碘摄入和甲状腺癌的关系目前仍然不十分明确，但有些研究证明缺碘会增加甲状腺癌风险，主要证据是世界上比较缺碘的地方，比如中亚和中非，甲状腺癌的发病率比靠海的地方更高。另外，缺碘导致甲状腺肿大的患者，以后得甲状腺癌的概率更高。

目前没有任何证据说明补碘过度会增加患甲状腺癌的概率。有人说市场上既卖含碘盐也卖不含碘的盐，说明国家已经意识到补碘太多不好了，这种阴谋论是没有科学依据的。市场上之所以有不含碘的盐，主要原因：碘盐成本更高，而很多用盐的地方没必要加碘（比如做泡菜）；有人必须吃低碘食物（比如甲状腺癌患者在准备接受 131I 治疗前）；有人对碘过敏等。


### 甲状腺癌的治疗：放射性 131I 治疗必要吗？

很多甲状腺癌的治疗都是"三合一"套餐：甲状腺手术 + 口服甲状腺激素 +131I 放射治疗。甲状腺癌的治疗以手术为主，化疗和普通放疗很少使用。几乎所有患者都会接受不同程度的甲状腺切除手术，包括腺叶切除、甲状腺近全切除或甲状腺全切，如果有淋巴结转移，还会做淋巴结清扫。如果手术做得好，很多甲状腺癌就可以被治愈，因此碰到一位有经验的外科医生非常关键。

口服甲状腺激素是为了弥补甲状腺切除后自身激素的缺失，

因此没什么疑问。比较有争议的是放射性131I治疗，大家一听到要往体内注射放射性物质，觉得很恐怖。那么131I到底是什么？这种治疗有必要吗？

131I是强放射性元素，浓度一高，就能直接杀死细胞。体内99%的碘都被甲状腺细胞吸收，多数甲状腺癌细胞也保留了这个特性。因此，在甲状腺已经被手术切除后，口服或者注射的131I绝大多数都会在甲状腺癌细胞那里富集，直接杀死癌细胞。131I治疗其实就是一个特异性非常强的微放疗，由于体内其他细胞不吸收碘，因此副作用小。

不是所有甲状腺癌患者都需要用131I。如果由于种种原因，手术无法彻底清除甲状腺癌细胞，或者癌细胞已经有了转移，无法手术切除，那么131I治疗有很好的作用，可以显著减少复发。美国甲状腺协会推荐131I治疗用在晚期，尤其有转移的甲状腺癌患者上。但如果甲状腺癌是早期，体积很小（<1cm），且没有转移，那么手术一般就能治愈，131I治疗是否有必要仍然是很有争议的，这个在中国和美国都没有定论。

之所以不鼓励盲目用131I，是由于和传统放疗相似，放射性131I治疗会略微增加患者以后得白血病的概率。同时美国一项针对20年间1129位甲状腺癌患者的统计发现，如果手术质量高，在不使用131I治疗的情况下，早期甲状腺癌患者的存活率已经高达97%。由于这不是非黑即白的事情，所以年轻的甲状腺癌患者需要在权衡这两方面的风险，并与主治医生认真讨论后，自己做出决定。

**碘过量对健康到底有没有影响？**

如果不谈癌症，那碘过量是否有别的坏处？怎么知道自己是不是碘过量了?

研究碘过量对人体影响,只需要研究一下日本人。因为日本人酷爱吃海鲜,尤其是各式海带、海藻,所以他们平均每天摄入的碘量非常惊人,排名世界第一。世界卫生组织推荐成人每天摄碘量在 $150 \sim 200 \mu g$,但日本人靠狂吃海产品,每天摄入量为 $1000 \sim 3000 \mu g$,是推荐值的 10 多倍!中国人如果要靠吃碘盐(每克盐中 $20 \mu g$ 碘)摄入和日本人一样多的碘,需要每天吃 $50 \sim 150g$ 盐!肯定齁死了。事实上,中国人每天摄入的盐在 $12g$ 左右。

日本"不明真相"的群众长期摄入这么多碘,结果呢?日本是世界上平均寿命最长的国家!而且很多种癌症,比如前列腺癌和乳腺癌的发病率显著低于其他发达国家,并且甲状腺癌发病率也并没有特别高。这强烈地说明"通过食物过量摄入碘"对健康人身体的影响是非常有限的。

当然,和其他任何微量元素或者维生素一样,碘吃多了没啥好处,天天晒太阳的人不用专门补钙,天天吃海鲜的人也不用怎么补碘。虽然碘过量对普通人影响很小,但它对特殊人群确实可能引起一些问题,比如对于甲状腺功能本身有缺陷(例如自身免疫性甲状腺病)的患者来说,摄入太多碘会加重疾病。同时,孕妇要特别注意,如果摄入碘过多,可能导致新生儿"暂时先天性甲状腺低能",日本新生儿中这种病比较多,这可以简单理解为妈妈给的碘太多,胎儿就懒得发育甲状腺功能了。但这并不严重,绝大多数情况不需要特殊治疗,婴儿出生后自己就会慢慢恢复。

总之,不需要因为甲状腺癌发病率增高,而对盐中的碘斤斤计较,真正要在吃盐方面计较的是,钠盐摄入过多对血压的影响。

# 医生生病后为何拒绝化疗

## 不化疗的医生

网上有个流传很广的说法："假如自己患癌症的话，75%~91%的肿瘤科医生会拒绝化疗。"

己所不欲，勿施于人。

医生真的坏到如此地步，为了钱，昧着良心只给他人化疗吗？事实到底是什么呢？

我认识好几位得癌症的肿瘤科医生，中国和美国都有。他们无一例外都在评估自己的情况后，接受了化疗，所以我直觉75%~91%的比例肯定不靠谱。

当然我的直觉，或者有限的几个医生样本，都靠不住。于是我使出了八卦杂志小编的热情，开始去挖掘这个说法最初是怎么来的。

不出所料，这是个谣言，而且原创者在国外。我常说，中国创新能力有问题，连伪科学和谣言都要靠进口。整个故事，起始于30多年前加拿大的一个调查问卷。

早在20世纪90年代，美国就有文章这样写道："1986年，加拿大麦吉尔癌症中心79名肿瘤科医生回答了一个问卷调查：'如果生病的是你，是否愿意接受化疗？'结果其中 64 人都明确说：'不愿意！'医生每天都推广化疗，但其实绝大多数医生自己都拒绝化疗！太恐怖了！"

当然，国外写这篇文章的人，也是强烈排斥手术、化疗和放疗，而推崇草药、食疗、按摩等"自然疗法"的。

大家可能不知道，在欧美，喜欢"纯天然"，反对现代医疗的人也不在少数。

按照文章说法简单一算，拒绝化疗的医生比例高达 64/79=81%！

好恐怖啊！

大家肯定以为我接下去会辟谣，说这个调查是扯淡的，或者 81% 的比例是瞎说的。

错！

这个调查问卷是真的，81% 拒绝使用化疗的比例也是真的。什么？别着急，听我讲一个故事。


## 移花接木

虽然这个调查问卷没有问题，但它的结论被别有用心的人强烈扭曲了。

事实上，加拿大这个问卷有非常具体的背景，比大家想的复杂得多。

30 多年前，顺铂化疗刚刚兴起，正在作为试验药物用于治疗肺癌。当时数据不多，疗效不明，而且副作用很明显。因此，本着对患者负责的态度，医生群体中出现了对它使用的争议，不少医生担心出现过度医疗，给患者带来不必要的毒副作用。

到底什么样的肺癌患者应该尝试顺铂化疗？

为了回答这个问题，1986 年，加拿大麦吉尔癌症中心对医生做了一个问卷调查：

"假如你是一位 60 岁的肿瘤科医生，被诊断为非小细胞肺癌，同时发现肝转移和骨转移；你身体状况不错，除了重体力活儿和剧烈运动，你几乎和正常人一样。这种情况下，你是否会选择使用顺铂这种试验性化疗药物？"

医生回答的，不是简单粗暴的"你得癌症后会不会化疗？"而是一个非常具体的情况：

· 患者 60 岁，不是年轻人。

· 虽然患癌症，但当时身体状态不错。

· 得非小细胞肺癌，而且已经多器官转移。

· 使用还在试验阶段、毒性较大、而且疗效未知的顺铂化疗。

"身体良好，岁数偏大的情况下，要不要使用数据很少、毒副作用明显的试验性疗法？"这个问题和简单的"患癌后化不化疗"是截然不同的。

因此，当时 81% 受调查的医生选择不使用顺铂，是很正常的。为了对化疗进行妖魔化，一些人使用了移花接木的无耻手段，不交代任何背景，只摘录自己想用的话，欺骗读者，这个故事还有续集。

可以想象，81% 这个数据，被很多推崇"自然疗法"的人歪曲后，在欧美也对大众产生了巨大的误导，甚至影响了医生的正常工作。

因此 1997 年，美国国家综合癌症网络（NCCN）又做了一次一模一样的问卷调查，126 名医务人员再次回答了这个问题。

态度有没有变化呢？

有！而且是巨大变化。

十年间，随着对顺铂疗效的认可，加上使用的经验越来越多，副作用控制更好，新的问卷中，愿意使用顺铂化疗的医生比例从19%大幅增加到64.5%，护士为67%。

这还是20多年前，如果换到今天，这个比例肯定还会更高。有个细节想提醒大家留意：这个问卷假想的是"同时有骨转移和肝转移的晚期肺癌患者"。

为什么这样出题？其实是想调查医生面对"不能治愈"的情况下，对化疗的态度。医生要回答的问题其实是："如果知道无法治愈，你是否还愿意使用化疗？"大多数医生依然愿意使用。他们认为，即使无法治愈，这种情况下化疗的可能收益也大于风险，值得尝试。

## 化疗价值因人而异

是否选择化疗，当然不是一个简单的问题，答案主要和癌症种类相关。

化疗对不同癌症的效果差异很大。大致分为三类：

· 对于部分白血病、淋巴瘤、睾丸癌、很多儿童癌症等，化疗应该是首选，因为它不贵，而且很多时候单独靠化疗，就可以实现临床治愈！

· 对一些癌症，单用化疗不够好，辅助其他疗法，可以实现更好的治疗效果。

· 对某些癌症，化疗的帮助有限。那为了生活质量，不选择化疗也是非常合理的。

哈佛大学1991年做过一个更加系统的调查问卷：面对各种癌

症，让医生选择是否接受化疗。

结果如图 7-1 所示：

| 癌症类型 | 很可能或肯定，不愿意 (%) | 不确定 (%) | 很可能或肯定愿意 (%) |
|---|---|---|---|
| 4 期霍奇金淋巴瘤 | 0 | 2 | 98 |
| 3~4 期弥漫性组织细胞性淋巴瘤 | 0 | 6 | 94 |
| 急性淋巴瘤 | 2 | 4 | 94 |
| 多发性骨髓瘤 | 0 | 6 | 94 |
| 3 期睾丸癌 | 0 | 10 | 90 |
| 早期小细胞肺癌 | 6 | 6 | 88 |
| 肝转移乳腺癌 | 0 | 14 | 80 |
| 3 期卵巢癌 | 8 | 4 | 78 |
| 晚期小细胞肺癌 | 20 | 8 | 72 |
| 肝转移胃癌 | 53 | 16 | 31 |
| 晚期非小细胞肺癌 | 53 | 20 | 27 |
| 不可手术的胰腺癌 | 71 | 11 | 18 |
| 多发性胶质瘤 | 55 | 28 | 17 |
| 肺转移黑色素瘤 | 77 | 12 | 11 |
| 可手术的结直肠癌 | 84 | 8 | 8 |

图 7-1　面对癌症，医生是否选择化疗

这是多年前的一个小规模调查，我相信现在做具体数字会有变化。但无论如何，结论是清楚的：是否接受化疗，主要看癌症类型，还有发病部位、癌症分期、患者身体状况等。

值得一提的是，没有任何一位医生选择"无论什么癌症都拒绝化疗"。总之，化疗只是治疗中的众多选择之一。盲目使用化疗，容易造成过度医疗，影响生活质量。盲目排斥化疗，则可能放弃一种有效的治疗方式。希望大家保持科学的态度。尤其在网上信息乱七八糟、众说纷纭的时候，不恐慌不迷茫，查文献找数据，做出理性选择。

下次哪位"好心人"，根本不了解具体病情就告诉你："医生自己都拒绝化疗，你别上当了，我给你推荐用天然疗法的神医吧！"

这样的人，99% 是骗子，1% 是傻子。

# 澳洲水果提炼出了抗癌神药

`

## 惊人的澳洲

最近澳大利亚成了宇宙抗癌中心，几个和澳洲相关的公众号，随时都在发爆炸新闻，他们语不惊人死不休：

- "澳洲抗癌新药5天治愈癌症，没有副作用！"
- "澳洲医学真牛，吹口气就能检测癌症！"
- "澳洲逆天！重塑基因彻底治愈癌症！成功率突破九成！"
- "澳洲水果新药快速治愈癌症！持续逆天！"

看得患者和家属心里充满了期待，纷纷打听：怎么才能去澳洲用上这些神药呢？

还是别去了，营销号在忽悠大家呢。其实，逆天的不是澳洲医学，而是这些营销号！这些文章的制造者很可能根本不在澳洲，只是窝在中国某个居民小区，依照"自媒体病毒传播指南"，进行命题作文写作。澳洲随时可以换成美国、日本、古巴、柬埔寨、伊拉克等，反正只需要大家转发就行。人家全职制造伪科学新闻，我兼职辟谣，搞不过！

癌症患者和家属真的很辛苦，不仅要面对病魔，面对昂贵医药费，面对社会的各种压力，现在还要面对粪坑一样的营销号。

**水果神药的真相**

"澳洲抗癌新药 5 天治愈癌症，没有副作用！"这篇文章其实是把最近刚上市，货真价实的美国药，活活忽悠成了澳洲神药。就这样一篇漏洞百出的文章，阅读量居然超过 100 万！营销号一看，癌症太有搞头了！于是仅过了两天，又马不停蹄推出"澳洲水果神药治愈癌症"！阅读量果然又是十多万。

实在太过分了。这篇文章是满眼槽点。

首先看题目。

原文完整题目是："震惊世界！澳洲水果新药快速治愈癌症！医学持续逆天！"

大家记住我的话，凡是标题带有"治愈"并且有 2 个以上感叹号的，都是伪科学营销文，纯粹为了吸引眼球。这篇文章的题目就是最好的范例。

然后看内容。

"从热带雨林种子中提取的天然抗癌药物，已经在临床上取得了令人欣喜的结果，向澳洲药监局递交申请，将在 4 年内完全商业化！"

营销号没有告诉你，其实向药监局提交的是"开展临床试验申请"，不是"上市申请"，开展试验离上市还有十万八千里，失败概率大概 99%。这等于刚填了高考报名表，就兴高采烈说要去清华北大读书了！

再看一段：

"这种抗癌药物极其神奇，直接注射到肿瘤，最快 20 分钟就有效果，肿瘤会逐渐萎缩，几天到几周就会完全消失。"

营销号没有告诉你，这些神奇的效果都是在小老鼠身上做的，和人没有半毛钱关系。在老鼠身上有效，而在人身上无效的药，多得数也数不清。事实上，由于在老鼠身上做出的结果能在人身上重复的太少，有科学家甚至提出彻底废除老鼠试验。

"这种浆果杀死肿瘤的速度非常快，而且天然无副作用。"大家记住，但凡看到"天然无副作用"这个词，就知道是大忽悠，没有任何懂科学的人会说这句话。古代所有的毒药都是纯天然。毒蘑菇、河豚毒素、鹤顶红，分分钟毒死你。"这款抗癌药物对8名癌症患者进行了一期临床测试，取得了令人满意的成果。"

一期临床试验仅仅为了检测药物的安全性，后面的二、三期试验才是检验有效性。只要不把患者毒死，谁都可以说自己的药一期临床"取得了令人满意的效果"。

就不继续说了，大家明白怎么回事就好。这篇文章是营销号的一个典型套路。

把非常早期的研究，无限夸大，成为治愈癌症神药，诱使大家传播。

很不幸的是，几乎每次都成功。

我去查了，这篇文章里面提到的EBC-46有其事，也确实是从澳洲植物浆果里提取的，但它还处于非常早期的临床试验。这样的试验全球没有上万，也有几千，但最后能成功的屈指可数。

八字还没一撇，某些公众号就疯狂炒作，无非是为了骗点击、卖广告、卖产品。

如果无法判断内容真假，能鉴别营销号吗？可以，看他的套路：

• 满篇"治愈"，题目2~4个感叹号。

- 到处都是广告，前面、后面，甚至文章中间，体现的就俩字："饥渴"。

- 公众号主体是"信息咨询公司"，主营"策划""宣传"，而不是医疗健康。

- 如果读者留言有专业问题，就假装没看到。

由于没有约束，写这样的文章毫无风险。但它可能危害极大，因为会带给患者和家属错误的希望。看这两篇文章后面的读者留言，真有不少人都准备带患者去澳洲尝试，真的是让人不寒而栗。

如果真让患者倾家荡产，千里迢迢跑去澳洲参加一个失败率极高的临床试验，那和忽悠人的野鸡医院有啥本质区别？

真的应该管管了，非要等到再次出现魏则西这样的悲剧，才能引起大家的重视吗？

第八章

# 新闻里的
# 癌症知识

# 仿制药代购：仿制药是假药吗

最近有一个特别引人关注的新闻：号称"中国代购抗癌仿制药第一人"的陆勇，由于帮助白血病病友从印度规模性地购入靶向药物格列卫的便宜仿制药而被起诉"销售假药罪"，后在北京被逮捕。上千名病友集体写信请求对陆勇从轻处罚，最后以公检部门撤销起诉，陆勇被释放结束。

这件事情暴露了一个非常深刻的社会问题。中国普通大众如何才能合法地用上抗癌新药，可以写一本书来探讨。在我看来，最终的解决方案，必然是政府、药厂、患者三方一起买单，任何一方也承担不起。在这里就不多谈了，欢迎有兴趣的朋友私下探讨。

菠萝还是举起科学的大旗，讲一下到底什么是仿制药？仿制药是不是假药？为什么印度有大量便宜仿制抗癌药而中国没有？

## 仿制药是什么？

人类医疗的持续进步离不开新药的不断涌现，无论是西医的抗生素、伟哥，还是中医的云南白药、牛黄清心丸，都对治疗疾病、提高患者生活质量作出了卓越贡献。现代社会，新药刚上市的时候，都伴随着专利保护和品牌，因此新药又叫"专利药"或者"品牌药"，而"仿制药"，顾名思义，就是仿照"专利药"而制造出来的药，通俗地说它就是我们常说的"山寨"。

和其他山寨产品相似，仿制药比起专利药最大的优势就是价格。仿制药的平均价格只有专利药价格的 10%～15%，对于动辄每月花费上万的抗癌药来说，仿制药这个选择非常有吸引力。

但仿制药会不会有其他山寨产品一样的质量问题呢？

不会的。

真正要成为仿制药上市，标准是非常高的。美国 FDA 规定，仿制药必须和它仿制的专利药在"有效成分、剂量、安全性、效力、作用（包括副作用）以及针对的疾病上都完全相同"。打个比方，"狗不理"是包子的一个品牌专利，要做一个仿制包子"猪不理"，那么"猪不理"必须在包子大小、调料成分、肉菜混合比例、褶子数目、吃完后消化排出速度等方面都和"狗不理"一致。

事实上，印度的仿制格列卫和瑞士诺华的品牌格列卫有效成分 100%一样，仿制药本身的效果也经过了无数慢性粒细胞白血病患者的测试，和品牌药没有区别。单从药效上来说，它肯定不是假药，而是实实在在的真药和好药。但由于印度的仿制格列卫在中国并未登记或被批准上市，属于黑市产品，这才被冠上了"假药"的头衔。

很有意思的是，2013 年格列卫全球专利到期后，中国已经有至少两家药厂合法生产了仿制格列卫，按理说买国产仿制药就好，为什么现在大家仍然要冒险去买印度仿制药呢？

还是价格惹的祸！

### 专利药为什么这么贵?

仿制药之所以流行,就是因为专利药太贵了。

网上曾有人骂,说苹果手机制造成本才 1 千多元,居然卖 5 千多元!那如果告诉你抗癌药物生产成本才 100 块钱,但卖 1 万元,大家可能要疯。我再告诉大家 2014 年上市的治疗丙肝的神药 Sovaldi 生产成本 900 元,售价为 50 万元!

是因为药厂太贪婪,不顾患者死活了吗?

并非如此,苹果手机也好,抗癌药物也好,主要成本都不在于原料和生产,而在于上市前的研发和上市后的市场推广。现在一个新药的研发成本越来越高,已经超过 10 亿美元,即使顺利也要大概十年,而且多数都会失败。

这么高风险的事情,药厂为什么要干?就是因为新药出来以后有专利保护,能够垄断市场多年,在这些年里,给药品定以高价,这样才能收回开发药物的成本。药物是个特殊的商品,但药厂毕竟是个商业公司,为了持续发展,必须要盈利。

仿制药之所以便宜,就是因为它几乎完全没有研发成本,省了几亿美元和多年时间。因此仿制药虽然便宜但可以很赚钱。如果不给专利药市场垄断的机会,让药厂看到新药可能的暴利机会,药厂是不会有任何动力做科研开发新药的。最后导致的结果就是大家都卖仿制药,或者拿钱来投资房地产、大数据或者移动医疗,制药不会有创新和进步。

由于药物的特殊性,政府也不会允许市场被长期垄断,对新药的专利保护是有时间限制的,一般是 20 年。但这 20 年并不是从药品上市开始算,而是从很早期,药物进入临床试验之前就开始算了。由于药物的开发需要十年以上,因此很多专利药上市的时候，20 年专利保护期已经过了一大半了，新药在市场上真正垄断的时间只有几年，在那之后，专利过期，仿制药就会大量进入，极大地压低药价。这从另外一个角度促使药厂要在短暂的垄断时期把药价定得尽可能高，毕竟春宵苦短，好日子有限。

总之，为了整个社会新药研发系统的持续运转，专利药必然贵，甚至必须贵，才能维持对创新药厂的吸引力。期待专利药降到和仿制药一个价是不可能的。退一步说，即便每月卖 1 万元的抗癌药降到 2 千元，恐怕仍然不能解决很多人用不起药的问题。所以最根本的问题不在于专利药是不是太贵，而是能否有更好的系统帮助低收入患者出这笔钱。

## 为什么印度有便宜仿制抗癌药而中国没有？

在很长一段时间，"格列卫""易瑞沙""多吉美"等抗癌药物，除了昂贵的品牌药，只有印度才有便宜仿制药，全世界其他地方都没有。这是为什么？

有两个原因：第一，印度仿制药水平很高；第二，印度政府不作为。

正常情况下，仿制药必须在品牌药的专利过期以后才能上市，不然专利岂不是成了摆设？比如"格列卫"全球专利到期是 2013 年，在这之前，理论上其他厂家都是不能卖仿制药的，不然就是侵权。美国、欧洲，乃至中国都是严格执行药物专利保护的。这些地方有很多制药厂早就想仿制"格列卫"，不少公司实际上连仿制药都做好了，但是都只能放在仓库，不敢卖，眼巴巴等着 2013 年专利过期那一天零点钟声的敲响。

但印度政府不吃这一套，它搬出了专利法中最狠的一招：强制许可。

"强制许可"是专利法中为了防止公司滥用专利权而加上的制衡条例，简单说就是政府在特定情况下，可以在专利没有到期，且不获得专利拥有者同意的情况下，强行支付少量专利转让费，就授权仿制药企业合法仿制并贩卖相同的药品，说白了就是政府可以"强买"。

"强制许可"这个条例最初的意义是为了防止落后国家因为买不起专利药而无法保证国民基本医疗和国家安全，通常是在传染性疾病暴发时候使用，比如艾滋病、埃博拉等。不少国家对抗艾滋病药物都是"强制许可"，卖得非常便宜，保证大家都能使用，其中不仅有非洲国家，还有泰国和巴西这类不是特别穷的国家。

对抗癌药使用"强制许可"，争议就要大得多，因为癌症并不传染，对整个社会而言危害没有传染病大，不至于对国家安全产生威胁。但反过来说，穷人买不起抗癌药只能等死，是否也算是国民基本医疗得不到保障，有损国家安全？于是各个利益方开始吵个不停。

在其他国家都还在民主争论的时候，印度政府果断出击，二话不说，"强制许可"了几个欧美药厂最重要的抗癌药物，授权给印度本土制药厂仿制，包括前面提到的"格列卫""易瑞沙""多吉美"。印度政府给出的理由是这些药实在太好了，但印度人民买不起，所以不好意思了。仿制药出现后，这几种药物在印度的价格瞬间降了90％以上。由于印度的仿制药公司水平非常高，药物质量非常好，真正做到价格便宜量又足，这些仿制药不仅满足了印度国内需求，更是成了走私药品的热门源头。

印度的这种做法受到了很多没有保险的群众和慈善组织的热

烈欢迎，但拥有专利的药厂非常恼怒，却几乎无能为力。诺华为了"格列卫"专利保护，和印度政府打了十多年官司，最后还是被"印度政府"判决输给了"印度政府"。

"强制许可"是把双刃剑，它帮助了很多发展中国家解决基本医疗问题，但同时导致药厂对开发针对发展中国家的药物毫无兴趣，因为做出来了也卖不了什么钱，这种项目往往只能靠慈善推动，比如盖茨基金会。埃博拉病毒在非洲猖獗已久，一直无药可治，也没有疫苗，很大原因就是因为没钱赚。2014年埃博拉在非洲再次大暴发，死人无数，但由于传到了欧洲和美国，立刻引起了多个药厂的注意。短短一年，好几个公司的埃博拉疫苗和药物都已经治愈了猴子模型，甚至有了良好的临床效果。要推动新药，还是必须有经济利益驱使。

我猜测，未来印度还会对更多的抗癌新药在专利保护期间进行"强制许可"，而世界绝大多数国家包括中国则应该不会。对于应该优先保护专利鼓励创新还是优先保护患者的争论还会长久地继续下去。这是个注定没有正确答案的话题。

# 女明星和乳腺癌：那些新闻里没告诉你的

　　当年某女明星由于乳腺癌转移去世所造成的舆论影响非同寻常，主要因为她是名人，加之非常年轻，恶化又非常突然，大家的震撼与惋惜之情比较强烈。之后与乳腺癌相关的科普文章比任何时候都多，各种"专家"如雨后春笋，相继发言，让人目不暇接，偶尔还目瞪口呆。我本来不想蹚这个浑水，但是我看了好多篇广为流传的文章，发现多为炒冷饭，除去在第一段提到了女明星的名字以外，后面段落一般翻译一下国外的老文章，或东拼西凑一点网上的各种女性养生大法，完全没有科学性和经过独立思考，这如果也能成为科普，那成本真的太低了。

　　我不谈太多哪些因素能增加患乳腺癌的概率，一来网上信息已经很多，二来我觉得知道这些知识固然重要，但是实践意义非常有限。因为没有任何一个因素像吸烟和肺癌关系那么密切，且可以改变。比如说患乳腺癌的风险因素包括：家属中有得乳腺癌的；月经初期提早、绝经延迟的妇女；大龄未婚、未育、未哺乳的妇女。

　　家里人是否得乳腺癌，月经什么时候开始、结束，你都没法改变，至于是否结婚、生育、哺乳，和乳腺癌的关系大概只增加5%~10%的风险，有多少人会为了这点风险去结婚、去生育、去哺乳？当任何事情不是100%的因果关系的时候，大家的侥幸心理一定会占上风，吸烟和肺癌如此、缺乏锻炼和肥胖高血压如此、极限运动和死亡也是如此。

所以我还是来点实际内容，说点对更多人有实践意义的。

首先大家应该增加自我检查意识，洗澡没事就东摸摸西摸摸，越早发现治愈概率越大，这个网上有很多靠谱医生写的科普文章，就不赘述了。我只想强调一点，癌症检查不是要大家花钱每年去整高大上的 PET-CT 或验血查癌基因，那都是没用的。

我想主要分析一下新闻中出现了哪些值得探讨的科学问题。先要声明一下，我并不了解任何内情，下面几段是我看新闻报道后的反应和分析，但我非常清楚新闻不一定是事实，所以我无意攻击任何个人或医院。

"手术后所有的结果都显示非常优秀。"

很多人对做了全乳切除还会迅速转移和恶化表示不理解，以为是手术切除不干净。事实上，肿瘤的转移可以发生在非常早期，就这个例子来说，转移很可能发生在 2011 年做手术之前。我认为手术本身是成功的，这点从其乳房切除部位并没有发现肿瘤复发可以证实。可惜当时少量癌细胞已经转移，且没有被发现（这个极难发现），手术后的化疗也没有能够杀死这些转移到肺部和脑部的癌细胞，导致 3 年后的暴发。手术像是关门打狗，但是如果狗早就溜了，那就没什么办法了。

"医生很反感'既然是癌症，治不治都一样'这样的说法，虽然科学发展还不能攻克癌症难关，但是还需要治疗，治疗癌症的关键是一个'早'字，这是大的概率的指向。"

这段话我完全同意，癌症该治还得治，关键是选对治疗方式。最近网上突然冒出一篇什么日本××权威说癌症就别治了的文章，大家传得不亦乐乎。首先那篇文章里面通篇没有一个引用，谁也不知道这是日本专家说的、缅甸专家说的，还是索马里专家说的。大家记住，没有引用文献的文章肯定不是出自严谨的科学家之手，哗众取宠罢了。回到这件事情上，手术本身显然没能治愈女明星，但是并不说明手术没用。根据她的癌症特性，如果当年不是良好的手术，她的癌症生长会非常疯狂。所谓科学的东西，都是需要在群体里面重复检验的，一个人癌症没治好，就马上说都不要治；一个人癌症治好了，就马上说 ×× 是神药。中国科普事业真的还有很长的路要走。

"她父亲太爱女儿了，一家三口都是 O 型血，听医生说可以抽取血液进行细胞培植，进行生物治疗，她父亲很早就要求抽了自己的血。'只要能救她，我的所有拿去给她都行啊。'细胞培植需要 15 天的时间，她父亲一直在祈祷女儿能够坚持到细胞输入。可是终于等到了前几日进行生物治疗，她的病情依旧没有任何起色，反而出现发热等症状。"

这段话信息含量非常大。首先，如果我没猜错，生物治疗就是我分析过的 DC–CIK 之类的免疫疗法，也就是从亲人身上抽取免疫细胞，注入患者体内，希望能够帮助攻击癌细胞。这种疗法在临床上单独使用已经被证实了是没有效果的，现在只是又多了一个例子。

另外，出现发热症状是可以预想到的，这说明输入的免疫细胞和患者体内的细胞在互相攻击，这是非常危险的事情，如果控制不好，就会加速患者的死亡。虽然无法证明生物疗法是否直接帮了倒忙，但是可以肯定的是，这次它没有起到很多医院和公司宣传的神奇抗癌作用。

这里提到的全家都是 O 型血也很有意思，是一个典型的知识误区。平时输血我们主要看血型，那是红细胞的配型，不是免疫细胞的。在纯免疫细胞移植过程中，有完全不同的另一套配型系统，更接近骨髓移植使用的 8 位系统，绝不是血型相配就可以的。同父同母的兄弟姐妹之间 8 位配型成功率是 25%，其他任何直系亲属，包括父母和子女，配型成功率几乎为 0。这是为什么骨髓移植手术绝大多数需要外来捐赠者，对于中国独生子女一代，对外源的需求几乎是 100%。因此，从概率来讲，父亲和女儿的免疫配型是不可能成功的，算是勉强强行使用，由此才会出现发热发烧的排异反应。

上面就是我读新闻后的一些想法，再说一遍，这纯粹是分析"新闻"，而不是分析"事实"，大家当科普乃至科幻小说看就好。我们都不知道真相，无权对其家人、医生或医院进行恶意的揣测和中伤。

下面才是我最想写的东西，因为几乎所有新闻报道和科普文章都没有提到一个重要问题：为何这么年轻得了如此恶性的乳腺癌？根据我们现有的知识能有更好的治疗办法吗？

乳腺癌分类方式很多，也比较混乱，但按照基因特性和目前治疗方式可简单分为三大类：ER/PR 激素受体阳性、HER2 阳性、三阴性（也就是 ER、PR、HER2 3 种蛋白质都没有）。这 3 种类型的癌症生长速度、患者存活时间和治疗方式都截然不同。

ER/PR 激素受体阳性乳腺癌是最常见的一类，在乳腺癌中占 60%～70%，而且也是发展最缓慢的一种亚型。对于它的治疗主要是手术＋化疗＋内分泌治疗。因为这类乳腺癌的生长离不开雌激素，所以通过药物抑制体内雌激素活性，就能很好地抑制癌症生长。最常用的药物是抗雌激素（他莫昔芬）或芳香化酶抑制剂。内分泌治疗一般需要持续5~10年，以保证完全杀灭肿瘤细胞，这类患者的治愈率很高，而且是乳腺癌患者中的大多数，因此乳腺癌整体存活率比较高。女明星并没有接受连续的内分泌治疗，应该不是这种亚型。HER2阳性乳腺癌占大概20%。这种亚型的乳腺癌过量表达癌蛋白HER2。这类癌症比上一种生长更快，也更容易转移。幸运的是，有好几个靶向药专门用于治疗HER2阳性乳腺癌，效果很不错，其中包括大名鼎鼎的2002年上市的第一代HER2靶向药曲妥珠单抗（赫赛汀）、2012年上市的第二代HER2靶向药帕妥珠单抗等。对于这类患者的标准治疗就是手术＋化疗＋HER2靶向治疗。她也没有接受这类靶向药物治疗，所以也应该不是HER2亚型。

三阴性乳腺癌最少见，大概只占10%，但这是最让人头痛的一类。一方面，它激素受体或HER2都是阴性，因此内分泌治疗和新的HER2靶向治疗对它几乎无效，目前一般只用普通化疗药物，效果不理想。另一方面，它又恰巧是所有乳腺癌中最恶性的一种，发展迅速、容易转移和复发。40岁以下患者只占乳腺癌患者总数的5%，但这类患者里三阴性恶性乳腺癌比例最高，因此年轻乳腺癌患者的复发风险比40岁以上患者更高。根据这些特性和女明星的治疗方式，我几乎可以肯定她得的是比较少见但非常危险的三阴性乳腺癌。那我们有什么更好的办法吗？

由于其极度恶性和巨大的市场需求，对于三阴性乳腺癌的新药开发一直是药厂的重点，近年来总算有了一些进展。最大的突破源自对三阴性肿瘤基因组的研究，大家发现年轻三阴性乳腺癌患者很多都有BRCA1或者BRCA2基因突变，这两个基因不是致癌基因，相反，它们是防癌基因，患者身上丢失了这种防癌蛋白，因而更容易得癌症。

BRCA1突变乳腺癌在年轻患者中特别多，而且容易早期转移，这些特征都符合女明星的情况，因此我再大胆推测她是BRCA1/2突变的三阴性乳腺癌，是乳腺癌中最危险的一类，运气真的非常不好。BRCA1突变可以遗传，因此如果家族中有多位女性年轻时（小于45岁）就得了乳腺癌或者卵巢癌，那就应该要引起注意。著名影星安吉丽娜·朱莉就是因为家族中遗传BRCA1突变，才在38岁事业顶峰时主动切除了乳腺和卵巢。对比这两个故事，不禁让我感叹不已。

多年来，药厂一直在努力开发特异性药物来选择性杀死丢失了BRCA1/2基因的癌细胞，很多年以后，最终开发出了一类新的抗癌药物叫"PARP抑制剂"。2014年12月FDA批准了第一个PARP抑制剂，阿斯利康的奥拉帕尼（Olaparib）上市，用于治疗BRCA1突变的卵巢癌，它于2018年被批准用于治疗BRCA1突变的乳腺癌。当时还有好几个类似的PARP抑制剂在晚期临床，效果也都差不多。

可惜奥拉帕尼当时国内根本还没有，医生不可能使用。而且即便要用奥拉帕尼治疗，最好的治疗时间也应该是在女明星2011年手术后和化疗一起使用，而不是等到脑转移恶化以后。到了后期，奥拉帕尼也回天乏术，我们晚了至少3年。

化疗、靶向治疗，加上新型免疫治疗，乳腺癌的治疗手段和选择会越来越多。所谓的个性化治疗，就是先确定到底是哪种类型的乳腺癌，结合其特点和临床积累的知识，再选择合适的一种药物或多种药物的组合，争取达到最佳效果。

# 朱莉效应：遗传性基因突变和预防性手术

2013 年，著名影星安吉丽娜·朱莉为了预防乳腺癌而果断切除了双侧乳腺。后来她再次在《纽约时报》上撰文，宣布又切除了卵巢和输卵管。世界再次哗然。

她切除卵巢和乳腺是同一原因，都是源于她携带了遗传性的 BRCA1 突变基因，BRCA1 不是致癌基因，而是防癌基因，朱莉由于丢失了这个基因，变得比普通人更容易得癌症，尤其是乳腺癌和卵巢癌。朱莉家人中有 3 位女性年轻时都患有这两种癌症，因而引起了她的注意，后续基因检测也确认了她携带有 BRCA1 突变基因，统计数据预测，朱莉 70 岁之前患乳腺癌和卵巢癌的概率超过 50%。

恐怕还没有人能像朱莉一样靠一个人引起全世界对某种癌症问题的关注，现在大家已经用"朱莉效应"这个词来形容朱莉事件对癌症预防和癌症筛查项目的影响和推动力。"朱莉效应 1"让很多人第一次知道了 BRCA1 基因突变和癌症基因检测，导致全世界做 BRCA1 基因检查项目的人数增加了无数倍，分子检测公司赚得不亦乐乎。那"朱莉效应 2"是什么呢？

她的忠实粉丝说她壮士断腕，果断异常；说她丢车保帅，有大将之风。但我猜更多普通女性只有一个问题：她真的有必要对自己那么狠，做得这么绝吗？如果不幸发现自己或者家人带有BRCA1或者BRCA2突变基因，女性是否都应该义无反顾地和朱莉一样，在切除乳腺后继续切掉卵巢？

菠萝直接告诉你答案：切不切都可以，这是一个拼概率、拼运气的个人选择问题。但在任何人做决定之前，至少应该知道下面一些基本事实。

### 谁应该去做BRCA1/2检测？

只推荐高风险人群做这个测试。什么是高风险人群？指的是如果家族（尤其是直系血亲）里满足下面的几条之一：

- 50岁前得乳腺癌；
- 一人两侧乳房都得乳腺癌；
- 一人同时得乳腺癌和卵巢癌；
- 多人得乳腺癌或卵巢癌；
- 有男性乳腺癌（是的，男的也会得乳腺癌！）。

有亲人发病并不能说明你就是高风险。最科学的确定方法是给已经患癌症的人做基因检测，发现确实有遗传BRCA1/2基因突变，那这些人的近亲才能确认是高风险。

### 儿童是否应该去做BRCA1/2检测？

不应该！即使这个儿童有家族史，属于高风险人群，美国癌症协会也不推荐任何儿童接受BRCA1/2基因测试。原因主要有以下两点：

- 即使知道了突变也没有特别能预防癌症发生的办法，徒增心理压力，而儿童在发育期是不可能像朱莉一样摘去乳腺或者卵巢的。

·BRCA1/2 基因突变导致儿童癌症的例子极罕见，因此儿童在成人前可以认为是安全的。BRCA1/2 相关癌症高发期在 35 岁以后，因此，即使担心家族遗传，也应该等儿童成人以后和医生商量，再决定是否需要测试基因以及测试后是否需要做后续的预防措施。

## BRCA 基因检测的风险是什么？

任何基因检测都是有假阳性和假阴性的，BRCA 测试也不例外。因此你去任何一家公司做检测，都有 5 % ~ 10 % 的概率出现"测出你有突变其实没有"（假阳性）或者"测出没有突变但其实有"（假阴性）的情况。

更大的风险是测序结果可能被误读。BRCA 基因突变有上千种，不同人或者不同家庭遗传的 BRCA 突变基因是不一样的，虽然其中多数都会增加癌症发生概率，但也有不少突变对癌症是没有影响的。如果解读基因检测报告的人缺乏正确知识，见到 BRCA1/2 突变基因就说风险很高，那很可能会造成错误手术。2014 年美国已经报道了 4 例由于错误的 BRCA 基因突变解读而导致不必要的乳腺或卵巢摘除手术。现在中国和美国的基因检测机构很多，因为买仪器和做销售并不难，但多数机构并没有很强的基因解读团队，现在大家还处在只管使劲测，不管仔细分析的状态，这是非常危险的。

## 预防性切除手术有什么好处？

研究证明，如果携带 BRCA1/2 突变基因，切除乳腺几乎可以完全避免乳腺附近癌症的发生。而切除卵巢不仅显著降低卵巢附近癌症发生概率（减少80%~90%），同时还会降低乳腺癌发生概率（减少50%），原因是卵巢分泌的雌激素对乳腺癌有促进作用，切除卵巢后雌激素分泌大大减少，导致乳腺癌发病概率也跟着降低。因此这类"预防性切除手术"在控制癌症上的效果是毋庸置疑的。

在美国，预防性切除手术在有家族病史的患者身上是比较常见的，并不是只有朱莉一个人。如果确定有遗传性 BRCA1/2 突变基因，20%左右的美国人会选择切除乳腺，切除卵巢和输卵管的也有20%~30%。但在中国，由于医疗理念、临床经验和整体医疗水平和美国有很大不同，很多医生是不推荐预防性切除卵巢的。

## 预防性切除手术有什么坏处？

任何手术都是有风险的，从麻醉开始，手术中的每一步都不是100%安全的。除此之外，切除乳腺的坏处主要在于美观和心理变化，而切除卵巢则有非常直接且严重的生理影响。卵巢是卵子和雌激素的产生地点，切除卵巢最明显的影响包括：

· 失去自然怀孕能力（如果子宫完整，仍可以人工授精怀孕）；

· 失去雌激素，女性就立刻进入更年期，出现大量相关问题，脸部发红发热、情绪容易激动、焦虑、长期失眠、记忆力衰退等；

· 出现明显骨质疏松；

· 增加各类心血管疾病概率。

卵巢切除手术造成的更年期症状比正常的更年期症状更为严

重，因为平时进入更年期是一个跨越很多年的缓慢过程，会给身体很长时间准备和适应，而卵巢切除手术则是导致激素瞬间消失，对身体的冲击难以想象。

绝大多数做了卵巢切除手术的人都得长期服用人造雌激素，以减少相关的副作用。但即使服用雌激素，也和身体自己能产生激素有很大区别。很多做了卵巢切除手术的女性都会出现不同程度的心理和精神疾病，比如抑郁、焦虑等。这些可能的后果都不得不作为重要因素考虑。

### 不做手术有别的选择吗？

要说明的是，切除乳腺、卵巢并不能 100% 预防癌症，因为 BRCA1/2 突变人群切除乳腺和卵巢后，仍比普通人有更高概率发生胰腺癌等别的癌症。由于切除手术并不能 100% 避免癌症发生，且带有巨大的长期副作用，因此不少人选择放弃这个手术。其他的一些选择包括：

• 常规筛查。比如每年做乳房造影，可以帮助发现早期的乳腺癌，降低风险。对于卵巢癌，现在并没有特别好的早期检测方式，包括朱莉用的 CA-125 癌症标记物或者炎症因子这类指标都无法可靠地检测到早期的卵巢癌，绝大多数时候这些癌症标记物的上升都和癌症没有任何关系。

• 预防性药物。有研究表明长期使用口服避孕药能使 BRCA1/2 突变女性的卵巢癌发病率降低 40% ~ 50%。另外服用激素类药物，比如他莫昔芬有可能降低乳腺癌发病率。

• 治疗性药物。药厂一直在努力开发新靶向药物来选择性地杀死 BRCA1/2 突变的癌细胞，幸运的是，多家药厂开发出了一类抗癌药物叫"PARP 抑制剂"。第一个该类药物 Olaparib 2014 年被批准在美国上市,专门用于治疗 BRCA 突变的卵巢癌。

### 应该像朱莉一样选择吗?

简单来说,朱莉在手术风险和严重术后副作用,与 70 岁之前 50% 左右的卵巢癌几率之间,选择了前者。我相信不同人在面临这种选择题时一定会有不同的决定。如果这个患癌概率是 5% 或者是 90%,可能选择会容易很多,50% 确实是一个非常难选的概率。

朱莉觉得对自己最重要的是能和小孩一起长大,因此她果断选择了手术,做出了对她而言最好而且最正确的选择。我敬佩她的勇气,并且 100% 支持她。而如果另外一位女性,在完全相同的情况下,选择不手术,而是通过调养身体来和 50% 的癌症概率赌一把,我也同样佩服她的勇气,并 100% 支持她!

这是一个没有正确答案的选择题,自己的身体自己做主。只要能懂得科学,并有专业机构帮助解读基因检测报告,在做出选择后,就走自己的路,让别人说去吧。

9

第九章

# 如何去国外
# 看病

# 如何用上美国的抗癌新药

有人问我："菠萝，我有个亲戚得了××癌，听说美国有最新的药，但是中国没有卖，你有途径能买到吗？"

近些年是欧美新抗癌药物研发的收获季节，在临床上有不少药物取得了挺好的效果，晚期肺癌、皮肤癌、前列腺癌、白血病等都有了新的治疗方法，给患者和家人带来了希望。但是99%的新抗癌药都会先在美国和欧洲上市，由于中国药监局要求所有新药都在中国重新进行临床试验，因此导致中国市场往往有几年的滞后。对中国的患者来说怎么买到只在欧美出售的抗癌新药，是一个很现实的问题。

我下面说的只是针对普通家庭在不违法的情况下的选择。

首先要明确的是，抗癌药在美国和欧洲国家都是处方药，所以除去通过当地医生之外，是没有办法能够得到的。欧美对处方药的控制非常严格，对医生没有看到患者就开具处方药的惩罚非常严重，会直接导致吊销医生执照。由于美国医生的工资非常高，所以正常情况下是不会有人冒险做这件事情的。这和"高薪养廉"很相似，一方面"高薪"，另一方面"严打"，保证了大家守规矩。这也从根本上堵住了合法出售抗癌药给中国的机会。

所以对于刚开始的问题，答案是：抱歉，我没有办法买到。

那是不是就没办法了呢？也不是的，还是有一些其他途径。

最简单的处理是让患者直接去药物上市的国家，比如美国、欧洲或者日本等国家。如果去美国，只要能找到肿瘤科医生，满足条件后，就能用上最新的药了。但是这个选择有一个基本要求，就是患者身体要足够好，能坐长途飞机和顺利入关。如果满足了这个基本条件，去美国看病就有两个选择，第一是走"正门"，第二是走"旁门"。"正门"是指直接联系肿瘤医院，让医院出具邀请函，然后去签证。这个选择很安全，整个过程中会有美国医院全程指导，很有保障，但是问题是需要大笔资金做保障。众所周知，美国和欧洲的医疗是很贵的，完全靠着保险系统才让大家都能看病。从中国去看病肯定是没有保险的，所以医院为了安全，往往需要患者支付一大笔保证金，才会出具邀请函，这个数额不同医院是不同的，但是对肿瘤科来说，上百万人民币是肯定的。"旁门"就是假装旅游去美国，然后在那边以"低/无收入人群"身份看病，这理论上可以省很多钱。在美国签证政策放宽了以后，现在很多人都有十年美国旅行签证，可以用自由行的名义去美国，这样就避开了让医院出具邀请函的步骤，因此不需要大额的前期资金保证。这个方式的问题是入关会有风险，如果被盘问，则有被遣返的可能。我一方面理解大家走"旁门"的原因，另一方面，这种行为对美国的医疗系统和信用系统都有巨大的损害，孰知每一个按照"低收入"去美国看病，然后在网上津津乐道的人，最终部分费用由美国的中产阶级来买单。我支持大家持旅游签证去美国，省去前期麻烦，但如果财力能承受，请不要滥用低保这个福利。

如果因为种种原因，患者不能去美国，还有办法吗？

有一个办法是去香港或者欧洲某些管制没有这么严格的地方购买。这是个巨大的市场，相信有很多人在做，万事网上搜就好。

最后一个办法其实是我最想说而大家往往不会直接想到的：在中国申请加入临床试验！由于中国市场巨大，现在最新的抗癌药，在欧美批准以后甚至批准之前，都会开始在中国进行临床试验，以希望尽快在中国上市，这类临床试验往往需要几年的时间，其实是一个巨大的"免费医疗"的机会。临床试验的参与者通常不需要缴纳药物的费用，而且还常常受到特别照顾，甚至有补贴。只要找到新药在中国临床试验的消息，就可以到相关医院进行登记注册，如果满足要求，在中国就可以加入临床试验，比跑一趟人生地不熟的美国好多了。

参与临床试验听起来有点让人担心：我的亲人是不是成了小白鼠呢？这种情况下不是的。传统意义上，参与临床试验很大的风险是疗效和剂量不准，药物可能完全无效，或者即使有效但是不知道该用多少，用量太低没效果，用量太高有毒性。但是抗癌新药在中国开始的临床试验相对安全很多，因为同样的药在欧美多半已经通过了 2 期临床试验，医生已经知道了疗效、有效剂量、最大耐受剂量等信息。在这种情况下参与临床试验和药物被证实批准后的治疗几乎没有任何区别。

但参与临床试验有另一个严重的风险：患者有一定概率（一般小于 50%）被分到"对照组"，而不是"试验组"。"对照组"里面一般使用的是现在主流的治疗方式，而"试验组"里面用的才是新药。能不能给医生塞红包要求被分到"试验组"呢？不行的。临床试验一般要求"双盲"，就是患者、医生都不知道谁是"对照组"而谁又是"试验组",这样才能保证药物试验结果的客观科学性。所以在中国参加临床试验和去美国接受治疗,还是有区别的。

查阅临床试验的数据库有以下几个:

(1)北美临床试验注册中心(ClincalTrials.gov)(http://clinicaltrials.gov/);

(2)中国临床试验注册中心(ChiCTR)(http://www.chictr.org/cn/proj/search.aspx);

(3)世界卫生组织(WHO)国际临床试验注册平台(International Clinical Trials Registry Platform,ICTRP)(http://apps.who.int/trialsearch/)。

其中第一个最好、最全、更新最快,祝福大家都能用上新药。

# 如何去美国看病

这篇文章讨论的是通过正规途径去美国看病的方法，我觉得诚信很重要，所以不公开讨论走"旁门"去美国看病的办法。

对癌症患者来说，很多时候确实美国医疗条件比较优越，医生 / 患者比例高，技术比较先进，新药更多，对一些罕见的癌症比较有经验。自从我开始写这个系列开始，已经收到了 10 多位不认识的朋友咨询美国对于某些癌症是否有新的治疗方法，或者是如何去美国看病等问题。国内已经有不少机构开始做去美国（或欧洲）看病的中介，但是都收费不菲，几千乃至几万美元，着实不便宜。对先富起来的一批人，这些费用可能无关紧要，但是我也见过很多的癌症患者和家属，几乎是倾尽所有。如果能省下中介费来用于治疗和康复，岂不是更好。

去美国看病一定需要中介吗？答案是否定的，任何人只要有了合适的资金和签证，都可以去美国看病。

美国所有大医院都设有"国际患者服务中心"，从病例咨询、签证邀请、医院翻译等都有非常细致的服务体系，大型癌症医院还都配有专业的医疗口译，方便患者和医生进行准确的交流。因此，只要患者到了美国医院，和医疗相关的事情基本上医院都包了。比如我读研究生的杜克大学医院有最好的脑瘤医生，当年肯尼迪家族的人得了脑瘤都是专门飞到杜克大学医院来做手术的。杜克大学医院对外国患者提供超过 150 种不同语言的免费翻译服务，同时还负责安排接机、住宿等，非常周到。

国内有些不正规的中介为了谋取私利，往往把去美国看病的真实情况遮掩着，给人造成整个过程非常复杂的假象，让大家望而生畏。还有貌似正规的中介干脆号称"美国官方认证"，拙劣地欺骗患者，迫使大家乖乖地缴纳了大量的中介费。事实上，根本不存在所谓的"美国官方认证"，充其量只是和一些非营利组织有过接触罢了。美国医院是不会给中国中介发放所谓的认证的，中介的各种头衔都是自己给自己加上的一些虚假光环，显得高大上。它们之所以收取这么高的中介费，也是因为营造高大上的成本很高：需要租很高级的写字楼做办公室，做大量的广告等，总之羊毛出在羊身上。

有人说菠萝你写文章怎么老是断别人财路啊？我觉得有些钱应该使劲赚，有些钱应该少赚，有些钱不能赚。对于癌症患者家庭，我觉得钱应该少赚，因为无论治疗结果如何，癌症患者家属还有很长的人生。

但是中介没用吗？答案也是否定的。这就好比你出国旅游，你可以自己定行程、订机票、办签证、订宾馆，但是你自己不一定有时间办，或者不一定能高效率地在短时间内办好。出国就医比出国旅游还麻烦一点的地方是需要一些医学知识，因为不少材料需要翻译，难度更大一些。如果有靠谱的人帮你专业翻译病历、联系医院、联系住房、照顾生活，只要收费合理，托付给诚信的中介也是个很好的选择。

总之，看病中介就像旅游公司，如果你不差钱、要省事，而且中介靠谱，当然可以委托它们；但是如果要省钱，同时有精力，半自助乃至全自助游也是完全可行的。当然，这个自助游比大家去黄山、九寨沟之类的要复杂一些，我下面说一些基本情况，希望给大家一点点概念，有具体问题大家可以和我联系讨论。

有一对年轻父母发现他们两岁的女儿视力出现问题，并且瞳孔有异样，于是到北京很好的眼科医院做了检查，确诊为视网膜母细胞瘤。当时国内的医院给出的诊断是需要做化疗和放射疗法，但是有严重副作用，会影响孩子的视力，同时会导致面部发育出现问题。一方面必须要治疗癌症，一方面又想要保全孩子的视力，父母非常着急。后来他们经过各种途径，了解到之前有人去美国纽约"纪念斯隆－凯特琳癌症中心"治疗过同样的病，效果很好，于是当机立断申请了出国签证，从确诊到出国只花了半个月，基本上家长都没有时间睡觉，一直忙着做各种自助游准备，就是为了能够快一点让孩子接受治疗。我朋友正好在该医院做癌症研究，经人介绍认识了这家人，帮助他们选择和联系了医院最好的眼癌医生，让孩子及时接受了治疗。听说治疗效果非常不错，我这朋友也和患者一家结下了深厚的友谊。所以大家能看出来，自己去美国看病并不神秘，也是完全可行的。

美国的综合癌症中心一共 41 个，而其中排名前几位的综合实力最突出，推荐大家选择：比如上面提到的"纪念斯隆－凯特琳癌症中心"（MSKCC），然后还有位于休斯敦的"安德森癌症中心"（MD Anderson）、位于波士顿的"丹娜法伯癌症中心"（DFCI）、位于罗切斯特的"梅奥医疗中心"（Mayo）和位于巴尔的摩的"约翰霍普金斯医院"（Johns Hopkins），等等。这些大型肿瘤医院各有所长，不同的癌症要选择不同的医院。值得一提的是，如果是儿童癌症，医院排名则非常不同，比如位于孟菲斯的"圣犹大儿童研究医院"（St. Jude Children's Hospital），综合排名不高，但这里专门治疗儿童疾病，包括儿童癌症，很多其他医院治疗不佳的儿童患者都是转到这里来治疗的。关于儿童癌症的更多知识请关注"向日葵儿童癌症平台"（curekids.cn）。

另外大家要知道，美国的大型癌症中心还都提供远程诊断服务，收费并不算特别高，比如纪念斯隆－凯特琳癌症中心的远程诊断费是 2000~4000 美元。如果你对国内医生的诊断不放心，或者国内医生无法诊断，远程诊断是比出国看病更快更好的选择。做远程诊断和去美国看病一样，最重要的是准备国内病历的准确英文翻译。这个需要请专门的翻译机构进行，中国和美国都有很多这样的公司，根据病历复杂程度，费用是一百到几百美元。有了病例的翻译以后，就可以联系美国的大型癌症中心，看如何做远程诊断或者去美国治疗。

我写这篇文章，并不是鼓励大家任何癌症都出国去治，中国一些肿瘤医院的水平已经和国际接轨，美国也并没有神医。我只是希望有更多的人可以意识到这个选择性，在和癌症做斗争的路上不要被国界所限制。另外也希望大家不要被不良中介忽悠骗钱。归根到底，癌症在哪儿治疗都是不容易的，最好的还是健康生活、坚持体检、尽早发现、尽早治疗。

# 如何去美国加入临床试验

上一篇文章写了如何去美国看病的问题，收到不少人询问如何去美国加入临床试验。这也可以理解，因为不少新的肿瘤治疗方法，包括靶向药物和免疫疗法，都还在西方国家进行临床试验，对于有些患者来说，直接去美国或者欧洲加入临床试验可能是比较好的机会和方法。

以前的文章为了照顾更广的主题，有点泛泛而谈，这次就来点儿干货，手把手，一步一步地告诉大家，如何查询美国或者欧洲是否有合适的临床试验和如何实现去美国加入临床试验，解决下面几个主要问题：

· 如何查询美国最新的癌症新药临床试验？

· 临床试验在哪个医院进行？怎么知道患者是否符合要求？

· 发现合适临床试验后应该联系谁？怎么联系？

· 我需要准备些什么？

· 去美国参加临床试验需要多少钱？

先要说一句，据我了解，90％以上的美国的癌症临床试验都不限制患者国籍，所以如果符合其他条件，中国国籍理论上是可以参加绝大多数美国进行的临床试验的，具体收不收国际患者，要看具体的医院和医生。

另外，临床试验有一个风险是被分到对照组，使用目前临床有的最好的药，但不是新药，这个是临床试验特性决定的。除了极少数情况，是没有办法能保证患者进入新药组的，大家需要理解。

为了讲得更加清楚，假设中国有一位患者是胃癌晚期，手术和化疗后效果不好，已经有多处扩散，但家属不想放弃，想看看美国有什么新的治疗方案，尤其是免疫疗法，应该怎么办？

### 第一步，找到合适的临床试验

进入网址 https://clinicaltrials.gov/ct2/search/advanced，这是最权威、最全面的临床试验库的高级搜索栏，在 "Search Terms"（搜索关键词）里面输入 "Gastric Cancer"（胃癌），然后在 "Recruitment"（招募状态）里面选择 "recruiting"（正在招募），然后单击 "search"（搜索）。

在临床试验数据库高级搜索选项中查询最新的美国临床数据。（这个网站截图应该是可以的吧？）

现在搜索你会发现有 440 个结果，这就是目前所有在进行的和胃癌相关的临床试验，这是全世界的数据，不只是美国。如果有必要和兴趣，大家可以一个一个地看。假设我们有一些背景知识，想看一下最新的免疫治疗药物，例如Nivolumab有没有在胃癌患者中进行临床试验，那么在搜索的时候就可以用"Gastric Cancer Nivolumab"作为搜索关键词。我们会发现确实有一个临床试验在用Nivolumab + Ipilimumab这两种免疫药物治疗多种癌症，包括胃癌，该临床试验由百时美施贵宝公司进行，为临床1期和2期混合试验（为了加速临床试验速度，现在药厂经常1期和2期临床试验一起进行，癌症免疫治疗因为效果显著，通过2期试验就可能被FDA批准，不需要传统的3期临床试验），编号为NCT01928394。

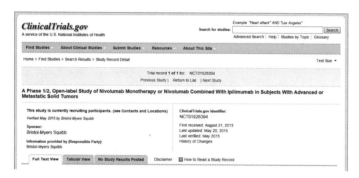

百时美施贵宝公司的癌症免疫治疗临床试验NCT01928394

### 第二步，查询目标临床试验的要求

在锁定了一个感兴趣的临床试验以后，就需要仔细看一些信息。把刚才的网页往下拉，会有临床试验的具体信息，前面是试验目的、试验设计等，这些对我们来说不太重要，首先重点看中间的一个部分："Eligibility"（合格的条件），这里详细记录了加入这个临床试验需要的条件。

针对 NCT01928394 这个例子，需要的条件：患者超过 18 周岁；患者是晚期或者已经扩散转移的三阴型乳腺癌、胃癌、胰腺癌、小细胞肺癌或者膀胱癌；患者的肿瘤可以测量。

同时它也指出了不能加入这个临床试验的情况：患者有脑转移或者柔脑膜转移；患者有"自身免疫疾病"（比如红斑狼疮）；患者别的疾病需要使用免疫抑制类药物；患者已经使用过别的癌症免疫类药物，包括免疫检验点抑制剂、癌症疫苗等。

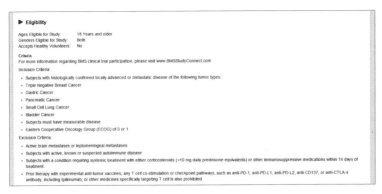

加入 NCT01928394 临床试验的要求

注意这个临床试验并没有说只有美国人能参加，而且经过我的了解，极少有癌症临床试验限定患者的国籍，因此中国人是可以加入绝大多数美国的临床试验的。那么根据这些条件，中国的这个晚期胃癌患者应该是符合条件去加入这个临床试验的。

### 第三步，查询临床试验进行的地点和联系方式

好了，现在我们确定符合加入临床试验的条件了，下一步

呢？寻找医院和做这个临床试验的医生。在刚才试验要求的部分继续往下就是"Contacts and Locations"（联系和试验地点），你可以看到这个临床试验一共在21个医院同时进行，不仅有美国，还有芬兰、德国、意大利、西班牙和英国，具体的医院名称和联系人名字、联系电话都详细地列在那里。虽然美国参与的医院比较多，如果患者去欧洲方便一些，那么就应该优先联系欧洲合适的医院。有不少的癌症临床试验会在日本和新加坡等发达亚洲国家进行，大家可以留心一下，毕竟去亚洲国家方便多了。

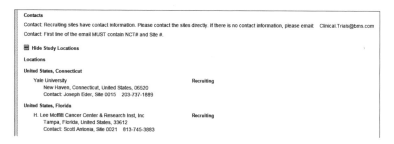

NCT01928394 临床试验的地点和联系方式

　　杜克大学医院负责这个临床试验的 Michael Morse 医生正巧是我的朋友，我还在读博士的时候就认识了。Michael Morse 医生人非常好，而且有20多年的临床经验，负责了超过100个不同的临床试验，是杜克癌症免疫治疗方面当仁不让的权威。我为了写这篇文章，专门在感恩节假期打电话打扰了他一个多小时，听说是为了给中国患者介绍美国的临床试验，他非常热情和耐心，而且给我讲了一些他以前接待国际患者的经历。对于这种日理万机的主任级医生来说，这点难能可贵，在此向他致以诚挚的谢意。

　　假设患者想多了解一下杜克大学医院这个临床试验的情

况，那么现在有两个选择，第一个是联系杜克大学医院国际部（http://www.dukemedicine.org/locations/duke-university-hospital/international-patient-center）。所有的大医院都有国际部，它们是专门负责接待外国患者的，经验丰富，而且会有翻译。网站上有详细的电话和电子邮件联系方式。第二个选择是直接联系负责这个临床试验的医生，在杜克大学医院就是 Michael Morse 医生，这些医生的电话和电子邮件都可以在网上搜索到。

你可能会问：医生这么忙，直接找他会理我吗？会的！事实上第二种方式是 Morse 医生告诉我的，他经常收到患者来信，对合理的问题都会尽量回答，但美国医生不会通过邮件做远程诊断。他告诉我美国多数负责临床试验的医生都会收到各种患者询问，他们也都习惯了，即使太忙处理不了，也会转交给国际部处理。所以，大家一边联系医院国际部，一边联系负责医生，总是没错的。

**第四步，与医院国际部合作，准备英文病历和知情同意书（informed consent form）**

要想加入临床试验，对医生来说，第一步就是看患者是否符合参加该临床试验的条件。刚才提到，根据我们的判断，这位胃癌患者应该是符合 NCT01928394 临床试验条件的，但是最终的决定权还是在医生，他们的判断依据就是患者以往的详细病历。患者的病历翻译非常关键，要求非常准确，所以这一定需要专业人士来做，中美都有很多翻译机构，最好先和医院联系，确保使用的翻译机构符合医院要求，不要被无良中介坑了。

假设一切顺利，医生觉得患者符合条件，可以考虑加入临床试验，是不是就可以了呢？还不行，还需要进行试验的医院和开展试验的药厂同意。为了让这两方满意，下一个重要的东西叫授权书或知情同意书。参加任何的临床试验都有一个特别制订的知情同意书，这个有时候会比较长，详细阐述了试验相关的各种细节，尤其是风险。患者需要仔细阅读这个文件，然后签字，表示自己完全理解了所有相关的信息。只有签署了这个文件，医院和药厂才会同意患者加入该临床试验。

听起来很简单，是吧？对国际患者不是，因为美国法律规定患者必须能完全理解知情同意书的内容，而美国临床试验的知情同意书全是英文。所以，对中国患者来说，除非能流利阅读英文，要不然都需要先把知情同意书翻译成中文，患者阅读并签字，然后再把签字的中文知情同意书翻译回英文，并由医院和药厂找独立第三方公司，确认原版英文知情同意书、患者看的中文知情同意书和中文签字后翻译回的英文知情同意书 3 份文件完全一致，才算结束。知情同意书的双向翻译也需要专业机构来做。

### 第五步，准备押金、签证等材料

从这里开始，去美国加入临床试验和直接去美国看病就几乎是一样的了。美国是资本主义社会，一切向钱看齐，尤其对于国际患者，因为没有美国医疗保险，所以必须先交押金，才能去美国医院治疗。在美国看病，如果没有保险是极贵的，比如做一次全面血液检查就要 5 千 ~1 万美元。对于参与癌症临床试验来说，一个巨大的好处是药物都是免费的，可以省不少钱，因为癌症免疫治疗的药要 6 万 ~ 10 万美元一个疗程，但是对国际患者来说别的费用还是很高。杜克大学医院要求患者缴纳 20 万 ~25 万美元

（130万~160万元人民币），并不是说一定要用完这么多钱，而是做完治疗以后多退少补。据我了解，美国排名靠前的几个大型肿瘤医院大致都要求这个范围的押金。

收到押金和其他材料以后，医院的国际部会开具申请美国签证需要的证明，患者拿着材料就可以去大使馆签证了，最近的美国签证延长到了10年，以后这一步对很多人应该不再这么麻烦了。

### 第六步，进行赴美的各项准备工作

签证搞定以后，当然就是要具体准备去美国的各种事项了。癌症患者赴美签证一般都可以携带一到两名家属，大家的机票、住宿等都需要搞定。在美国癌症患者的治疗一般都不长期住院，很多患者就是在医院治疗完了以后就回家，所以需要租一个医院附近的临时住所。大家可以找中介，也可以找当地的中国留学生网站。大医院边上一定有大学或研究机构，中国人不会少，通常都会有人短期出租房屋。美国医院国际部一般会提供随行口译，也就是到了医院以后都会有人一路陪同，帮忙翻译，这点不用担心。但是平时的生活如果需要翻译，就需要自己想办法，不过这个解决起来都不难，花钱都能解决。

### 总结

总之，去美国加入临床试验是合理合法的一条渠道，大家有条件的话应该考虑。在我收到几十封有类似问题的邮件以后，我决定专门写这篇文章，我尽自己的努力，查询了一些资料，联系了几个大型癌症中心的国际部，联系了几位负责临床试验的医生，不敢说没有漏洞，但是至少信息都是真实的、有据可查的，希望对中国患者和家属有帮助。

　　大家应该可以看出来，最难的一步是跟踪临床进展并找到最适合患者的临床试验，这个需要深厚的医学和癌症生物学背景，绝非中国的一般中介可以完成。而据说很多医疗中介以前都是做留学中介的，他们帮忙买机票、找住宿、找翻译都没问题，但是如果不找到最合适的临床试验又有什么意义呢？大家要尽量多咨询一些医生和研究人员，看看中介推荐的治疗方案是否靠谱。再说一次，美国没有神医，只祝福患者都能接受条件允许下最好的治疗。

# 参考文献

[1] Metzger M J, et al. Horizontal transmission of clonal cancer cells causes leukemia in soft- shell clams[J]. Cell, 2015, 161(2): 255-263.

[2] Zhou C. Lung cancer molecular epidemiology in China: recent trends[J]. Transl Lung Cancer Res, 2014, 3(5): 270-279.

[3] Yock T I, et al. Quality of life outcomes in proton and photon treated pediatric brain tumor survivors[J]. Radiother Oncol, 2014, 113(1): 89-94.

[4] Yadav M, et al. Predicting immunogenic tumour mutations by combining mass spectrometry and exome sequencing[J]. Nature, 2014, 515(7528): 572-576.

[5] Warren G W, et al. The 2014 Surgeon General's report: "The health consequences of smoking — 50 years of progress": a paradigm shift in cancer care[J]. Cancer, 2014, 120(13): 1914-1916.

[6] Solomon B J, et al. First-line crizotinib versus chemotherapy in ALK-positive lung cancer[J]. N Engl J Med, 2014, 371(23): 2167-2177.

[7] Snyder A, et al. Genetic basis for clinical response to CTLA-4 blockade in melanoma[J]. N Engl J Med, 2014, 371(23): 2189-2199.

[8] Shi Y, et al. A prospective, molecular epidemiology study of EGFR mutations in Asian patients with advanced non-small-cell lung cancer of adenocarcinoma histology (PIONEER) [J]. J Thorac Oncol, 2014, 9(2): 154-162.

[9] Shen L, Ji H F. Ceritinib in ALK-rearranged non-small-cell lung

cancer[J]. N Engl J Med, 2014, 370(26): 2537.

[10] Shaw A T, Engelman J A. Ceritinib in ALK-rearranged non-small-cell lung cancer[J]. N Engl J Med, 2014, 370(26): 2537-2539.

[11] Sayin V I, et al. Antioxidants accelerate lung cancer progression in mice[J]. Sci Transl Med, 2014, 6(221): 221ra15.

[12] Mitin T A, Zietman L. Promise and pitfalls of heavy-particle therapy[J]. J Clin Oncol, 2014, 32(26): 2855-2863.

[13] Mendenhall N P, et al. Five-year outcomes from 3 prospective trials of image-guided proton therapy for prostate cancer[J]. Int J Radiat Oncol Biol Phys, 2014, 88(3): 596-602.

[14] Maude S L, et al. Chimeric antigen receptor T cells for sustained remissions in leukemia[J]. N Engl J Med, 2014, 371(16): 1507-1517.

[15] Lin Y, et al. Identification and characterization of alphavirus M1 as a selective oncolytic virus targeting ZAP-defective human cancers[J]. Proc Natl Acad Sci U S A, 2014, 111(42): E4504-4512.

[16] Herbst R S, et al. Predictive correlates of response to the anti-PD-L1 antibody MPDL3280A in cancer patients[J]. Nature, 2014, 515(7528): 563-567.

[17] Gubin M M, et al. Checkpoint blockade cancer immunotherapy targets tumour-specific mutant antigens[J]. Nature, 2014, 515(7528): 577-581.

[18] Gragert L, et al. HLA match likelihoods for hematopoietic stem-cell grafts in the U.S. registry[J]. N Engl J Med, 2014, 371(4): 339-348.

[19] Brastianos K, et al. Exome sequencing identifies BRAF mutations in papillary craniopharyngiomas[J]. Nat Genet, 2014, 46(2): 161-165.

[20] Bonadies D C, et al. Adverse events in cancer genetic testing: the third case series[J]. Cancer J, 2014, 20(4): 246-253.

[21] Retraction notice to"Long term toxicity of a Roundup herbicide and a Roundup-tolerant genetically modified maize"Food Chem Toxicol, 2014, 63: 244.

[22] Wolchok J D, et al. Nivolumab plus ipilimumab in advanced melanoma[J]. N Engl J Med, 2013, 369(2): 122-133.

[23] Watson I R, et al. Emerging patterns of somatic mutations in cancer[J]. Nat Rev Genet, 2013, 14(10): 703-718.

[24] Vacchelli E, et al. Trial watch: Oncolytic viruses for cancer therapy[J]. Oncoimmunology, 2013, 2(6): e24612.

[25] Shi Y, et al. Icotinib versus gefitinib in previously treated advanced non-small-cell lung cancer (ICOGEN): a randomised, double-blind phase 3 non-inferiority trial[J]. Lancet Oncol, 2013, 14(10): 953-961.

[26] Nixon I J, et al. The results of selective use of radioactive iodine on survival and on recurrence in the management of papillary thyroid cancer, based on Memorial Sloan-Kettering Cancer Center risk group stratification[J]. Thyroid, 2013, 23(6): 683-694.

[27] Li Y, et al. Clinical significance of EML4-ALK fusion gene and association with EGFR and KRAS gene mutations in 208 Chinese patients with non-small cell lung cancer[J]. PLoS One, 2013, 8(1): e52093.

[28] Lawrence M S, et al. Mutational heterogeneity in cancer and the search for new cancer- associated genes[J]. Nature, 2013, 499(7457): 214-218.

[29] Hamid O, et al. Safety and tumor responses with lambrolizumab (anti-PD-1) in melanoma[J]. N Engl J Med, 2013, 369(2): 134-144.

[30] Chung C S, et al. Incidence of second malignancies among patients treated with proton versus photon radiation[J]. Int J Radiat Oncol Biol Phys, 2013, 87(1): 46-52.

[31] Arcila M E, et al. EGFR exon 20 insertion mutations in lung adenocarcinomas: prevalence, molecular heterogeneity, and clinicopathologic characteristics[J]. Mol Cancer Ther, 2013, 12(2): 220-229.

[32] Wang Y C, et al. Comparison of Cancer Incidence between China and the USA[J]. Cancer Biol Med, 2012, 9(2): 128-132.

[33] Topalian S L, et al. Safety, activity, and immune correlates of anti-PD-1 antibody in cancer[J]. N Engl J Med, 2012, 366(26): 2443-2454.

[34] Seralini G E, et al. Long term toxicity of a Roundup herbicide and a Roundup-tolerant genetically modified maize[J]. Food Chem Toxicol, 2012,

50(11): 4221-4231.

[35] Lim S S, et al. A comparative risk assessment of burden of disease and injury attributable to 67 risk factors and risk factor clusters in 21 regions, 1990-2010: a systematic analysis for the Global Burden of Disease Study 2010[J]. Lancet, 2012, 380(9859): 2224-2260.

[36] Govindan R, et al. Genomic landscape of non-small cell lung cancer in smokers and never- smokers[J]. Cell, 2012, 150(6): 1121-1134.

[37] An S J, et al. Identification of enriched driver gene alterations in subgroups of non-small cell lung cancer patients based on histology and smoking status[J]. PLoS One, 2012, 7(6): e40109.

[38] Zava T T, Zava D T. Assessment of Japanese iodine intake based on seaweed consumption in Japan: A literature-based analysis[J]. Thyroid Res, 2011, 4: 14.

[39] Wagle N, et al. Dissecting therapeutic resistance to RAF inhibition in melanoma by tumor genomic profiling[J]. J Clin Oncol, 2011, 29(22): 3085-3096.

[40] Sequist L V, et al. Genotypic and histological evolution of lung cancers acquiring resistance to EGFR inhibitors[J]. Sci Transl Med, 2011, 3(75): 75ra26.

[41] Ramaekers B L, et al. Systematic review and meta-analysis of radiotherapy in various head and neck cancers: comparing photons, carbon-ions and protons[J]. Cancer Treat Rev, 2011, 37(3): 185-201.

[42] Pederson T,Mukherjee S. The emperor of all maladies a biography of cancer[J]. Science, 2011, 332(6028): 423-423.

[43] Moeller B J, et al. Low early ototoxicity rates for pediatric medulloblastoma patients treated with proton radiotherapy[J]. Radiat Oncol, 2011, 6: 58.

[44] Miller L H,Su X. Artemisinin: discovery from the Chinese herbal garden[J]. Cell, 2011, 146(6): 855-858.

[45] Kantoff W, et al. Sipuleucel-T immunotherapy for castration-resistant prostate cancer[J]. N Engl J Med, 2010, 363(5): 411-422.

[46] Domchek S M, et al. Association of risk-reducing surgery in BRCA1 or BRCA2 mutation carriers with cancer risk and mortality[J]. JAMA, 2010, 304(9): 967-975.

[47] Sawka A M, et al. Second primary malignancy risk after radioactive iodine treatment for thyroid cancer: a systematic review and meta-analysis[J]. Thyroid, 2009, 19(5): 451-457.

[48] Little M P. Cancer and non-cancer effects in Japanese atomic bomb survivors[J]. J Radiol Prot, 2009, 29(2A): A43-59.

[49] Lawenda B D, et al. Should supplemental antioxidant administration be avoided during chemotherapy and radiation therapy? [J]. J Natl Cancer Inst, 2008, 100(11): 773-783.

[50] Dishop M K, Kuruvilla S. Primary and metastatic lung tumors in the pediatric population: a review and 25-year experience at a large children's hospital[J]. Arch Pathol Lab Med, 2008, 132(7): 1079-1103.

[51] Ballen K K, et al. Collection and preservation of cord blood for personal use[J]. Biol Blood Marrow Transplant, 2008, 14(3): 356-363.

[52] Schoder H, Gonen M. Screening for cancer with PET and PET/CT: potential and limitations[J]. J Nucl Med, 2007, 48 Suppl 1: 4S-18S.

[53] McLaughlin J R, et al. Reproductive risk factors for ovarian cancer in carriers of BRCA1 or BRCA2 mutations: a case-control study[J]. Lancet Oncol, 2007, 8(1): 26-34.

[54] Kelly E,Russell S J. History of oncolytic viruses: genesis to genetic engineering[J]. Mol Ther, 2007, 15(4): 651-659.

[55] Eapen M, et al. Outcomes of transplantation of unrelated donor umbilical cord blood and bone marrow in children with acute leukaemia: a comparison study[J]. Lancet, 2007, 369(9577): 1947-1954.

[56] Bjelakovic G, et al. Mortality in randomized trials of antioxidant supplements for primary and secondary prevention: systematic review and meta-analysis[J]. JAMA, 2007, 297(8): 842-857.

[57] Pearse A M, Swift K. Allograft theory: transmission of devil facial-tumour disease[J]. Nature, 2006, 439(7076): 549.

[58] Murgia C, et al. Clonal origin and evolution of a transmissible cancer[J]. Cell, 2006, 126(3): 477-487.

[59] Garber K. China approves world's first oncolytic virus therapy for cancer treatment[J]. J Natl Cancer Inst, 2006, 98(5): 298-300.

[60] Druker B J, et al. Five-year follow-up of patients receiving imatinib for chronic myeloid leukemia[J]. N Engl J Med, 2006, 355(23): 2408-2417.

[61] Lundkvist J, et al. Cost-effectiveness of proton radiation in the treatment of childhood medulloblastoma[J]. Cancer, 2005, 103(4): 793-801.

[62] Ludwig J A, Weinstein J N. Biomarkers in cancer staging, prognosis and treatment selection[J]. Nat Rev Cancer, 2005, 5(11): 845-856.

[63] van der Zee, J. Heating the patient: a promising approach? [J]. Ann Oncol, 2002, 13(8): 1173-1184.

[64] Srivastava S R. Gopal-Srivastava, Biomarkers in cancer screening: a public health perspective[J]. J Nutr, 2002, 132(8 Suppl): 2471S-2475S.

[65] Miralbell R, et al. Potential reduction of the incidence of radiation-induced second cancers by using proton beams in the treatment of pediatric tumors[J]. Int J Radiat Oncol Biol Phys, 2002, 54(3): 824-829.

[66] Nishimura H, et al. Development of lupus-like autoimmune diseases by disruption of the PD-1 gene encoding an ITIM motif-carrying immunoreceptor[J]. Immunity, 1999, 11(2): 141- 151.

[67] Patterson R E, et al. Vitamin supplements and cancer risk: the epidemiologic evidence[J]. Cancer Causes Control, 1997, 8(5): 786-802.

[68] Jha P, et al. The antioxidant vitamins and cardiovascular disease. A critical review of epidemiologic and clinical trial data[J]. Ann Intern Med, 1995, 123(11): 860-872.

[69] Ferrara J L, Abhyankar S, Gilliland D G.Cytokine storm of graft-versus-host disease: a critical effector role for interleukin-1[J]. Transplant Proc, 1993, 25(1 Pt 2): 1216-1217.

[70] Newcomb P A, Carbone P P. The health consequences of smoking [J]. Cancer. Med Clin North Am, 1992, 76(2): 305-331.

[71] Martuza R L, et al. Experimental therapy of human glioma by

means of a genetically engineered virus mutant[J]. Science, 1991, 252(5007): 854-856.

[72] Rosenberg S A , et al. Observations on the systemic administration of autologous lymphokine-activated killer cells and recombinant interleukin-2 to patients with metastatic cancer[J]. N Engl J Med, 1985, 313(23): 1485-1492.

[73] Morahan P S, et al. Paradoxical effects of immunopotentiators on tumors and tumor viruses[J]. J Infect Dis, 1976, 133 Suppl: A249-255.

[74] Yohn D S, et al.Oncolytic potentials of nonhuman viruses for human cancer. II . Effects of five viruses on heterotransplantable human tumors[J]. J Natl Cancer Inst, 1968, 41(2): 523- 529.

[75] Moore  A E. Effects of viruses on tumors[J]. Annu Rev Microbiol, 1954, 8: 393-410.

[76] Southam  C M,Moore A E. Clinical studies of viruses as antineoplastic agents with particular reference to Egypt 101 virus[J]. Cancer, 1952, 5(5): 1025-1034.

[77] CBSnews.Killing Cancer[OL]. http://www.cbsnews.com/news/polio-cancer-treatment- duke-university-60-minutes-scott-pelley/2015,3.29.

[78] https://clinicaltrials.gov/ct2/show/NCT0149189.

[79]  Li Z, et al. Hypoxia-inducible factors regulate tumorigenic capacity of glioma stem cells[J]. Cancer Cell, 2009, 2;15(6):501-513.

[80] Gromeier M, et al. Oncolytic polio virotherapy of cancer[J].Cancer. 2014, 120(21):3277- 3286.

# 后记

我从读书开始，最大的爱好就是尝试把复杂的科学问题简单化，让其他人能听懂。因此，有很长一段时间，我的职业理想是当老师。到药厂工作以后，虽然很喜欢学习药物开发过程，我时不时仍然思考自己是否更适合回大学当老师。直到偶然开始写作癌症科普，让我突然发现，这其实是个非常好的途径来满足我的爱好。

不仅如此，写科普本来算是"不务正业"，但越写越觉得对自己本职工作其实非常有帮助。这个过程促使自己去做了很多调查，读了很多文献，了解到很多以前只了解皮毛的东西。靠业余时间写科普，来提高自己的专业技能，是我万万没想到的。所以，如果大家喜欢做什么，就去做吧，也许会无心插柳呢。

希望这本书能达到两个目的：第一，帮助对癌症感兴趣的人了解疾病；第二，鼓励更多的科学家加入科学传播的行列。

这本书能够完成，需要感谢非常多的人：感谢家人的理解和支持，有时码字太投入，家里其他事儿就忽略了。感谢李南欣博士、贾咏博士、张洁熹博士、王昆博士、周舟女士提供或者共同写作的文章。

感谢蒋浩、图南夫妇，还有三乖绘制的优质插图；感谢唐同学、端端和周优帮忙给文章润色；感谢所有在癌症领域奋战的前辈，我的所有文章都来自你们的工作；感谢"奴隶社会"的一诺师姐和华章师兄，是你们让文章能开始传播；感谢"健康不是闹着玩儿"的清华生物系校友郭霆、周优、祯科，很高兴大家一起搭建起了这个有价值的平台；感谢清华大学出版社，尤其是胡洪涛和王华编辑在选题、书籍题目、文章内容上面的修订指导；感谢所有热心读者的支持，你们的每一个反馈我都牢记于心。

为了更好地分享知识，传播科学，我和小伙伴们运营了两个微信公众号，分别是讲科学健康知识，包括癌症知识的"菠萝因子"（ID：checkpoint_1）和关注重症儿童，包括患癌儿童的"向日葵儿童"(ID:curekids)。希望大家关注，把信息传播给需要的人，也欢迎联系我：lzz@curekids.cn。

这本书，献给我的妈妈。

# 癌症真相：医生也在读

作者 _ 李治中

编辑 _ 张晓意　　装帧设计 _ 肖雯　　主管 _ 陈亮

技术编辑 _ 丁占旭　　策划人 _ 毛婷

果麦

www.goldmye.com

以 微 小 的 力 量 推 动 文 明

**图书在版编目 (CIP) 数据**

癌症真相：医生也在读 / 李治中著. -- 北京 : 清华
大学出版社, 2024. 10（2025.5重印）. -- ISBN 978-7-302-67420-7

Ⅰ. R73-49

中国国家版本馆CIP数据核字第2024RJ4649号

责任编辑：胡洪涛
封面设计：肖　雯
责任校对：王淑云
责任印制：杨　艳

出版发行：清华大学出版社
　　　　　网　　址：https://www.tup.com.cn, https://www.wqxuetang.com
　　　　　地　　址：北京清华大学学研大厦A座　　邮　　编：100084
　　　　　社 总 机：010-83470000　　　　　　　邮　　购：010-62786544
　　　　　投稿与读者服务：010-62776969, c-service@tup.tsinghua.edu.cn
　　　　　质量反馈：010-62772015, zhiliang@tup.tsinghua.edu.cn
印 装 者：河北鹏润印刷有限公司
经　　销：全国新华书店
开　　本：145mm×210mm　　印　　张：10.75　　字　　数：240千字
版　　次：2024年11月第1版　　　　　　印　　次：2025年5月第2次印刷
定　　价：49.80元

产品编号：108197-01